CRÔNICAS PARA UM MUNDO MAIS DIVERSO

Jairo Marques

CRÔNICAS PARA UM MUNDO MAIS DIVERSO

CEM HISTÓRIAS PARA DESPERTAR:
amor, respeito, justiça, inclusão e solidariedade

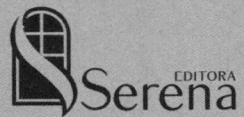

© Editora Serena, 2022.

Todos os direitos reservados. É vedada a reprodução total ou parcial desta publicação, por qualquer meio, sem autorização expressa da Editora Serena. Nenhuma parte desta obra pode ser reproduzida ou transmitida em qualquer formato: físico, eletrônico, digital, fotocópia, gravação ou sistema de armazenagem e recuperação de informação. Essas proibições também se aplicam às ilustrações, imagens e outros aspectos da obra. A violação de direitos autorais é punível como crime.

Direção editorial: Soraia Luana Reis
Edição: Estúdio Editorial Logos
Assistência editorial: Victoria Viana
Revisão: Carmen Valle e Mauro de Barros
Projeto gráfico de capa, miolo e diagramação: Juliana Ida
Imagem de capa: Karime Xavier
Ilustração de capa: rawpixel (freepik)
Ilustração de miolo: kjpargeter (freepik)

1ª edição – São Paulo

Dados Internacionais de Catalogação na Publicação (CIP) de acordo com ISBD

M357c	Marques, Jairo
	Crônicas para um mundo mais diverso: cem histórias para despertar: amor, respeito, justiça, inclusão e solidariedade / Jairo Marques ; dirigido por Soraia Luana Reis. – São Paulo : Serena, 2022.
	240 p. ; 16cm x 23cm.
	ISBN: 978-65-89902-31-7
	1. Literatura brasileira. 2. Crônicas. I. Reis, Soraia Luana. II. Titulo.
2022-2756	CDD 869.89928
	CDU 821.134.3(81)-94

Elaborado por Vagner Rodolfo da Silva – CRB-8/9410

Índice para catálogo sistemático:
1. Literatura brasileira : Crônicas 869.89928
2. Literatura brasileira : Crônicas 821.134.3(81)-94

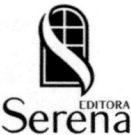

Editora Serena
Rua Cardeal Arcoverde, 359 – cj. 141
Pinheiros – 05407-000 – São Paulo – SP
Telefone: 11 3068-9595 – e-mail: atendimento@editoraserena.com.br

Para minha filha, Elis, com amor.

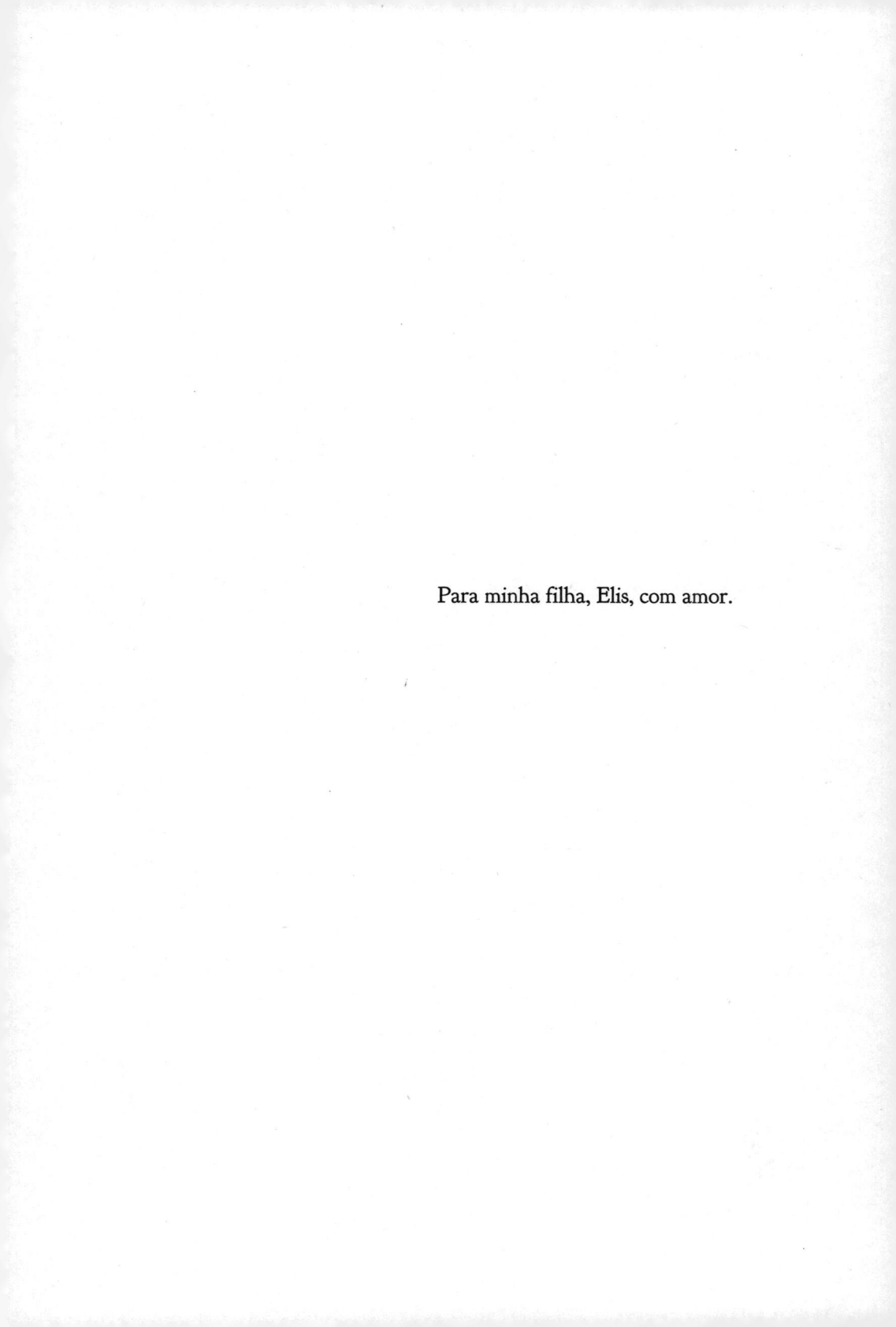

Agradecimentos

Denise Crispim, amiga, incentivadora e entusiasta de todas as horas, tem parte da alma desta obra; Thaís Naldoni, pela parceria em quase todas as ideias, dúvidas, emoções, alegrias e tristeza; Thais Nicoleti de Camargo, pela leitura atenta e carinhosa que ampliou a relevância de cada texto; Marcelo Barros, incansável apoiador da relevância deste projeto; Sérgio Dávila, pela total liberdade e incentivo à minha escrita; em memória a Otavio Frias Filho.

"Um dia de chuva é tão belo como um dia de sol.
Ambos existem; cada um como é."

FERNANDO PESSOA

Sumário

Prefácio 13
Apresentação – 15

PARTE 1
Os ciclos de uma árvore, das sementes aos galhos tortos 19

PARTE 2
O regador, o adubo, a sombra e o sol 63

PARTE 3
Os passarinhos, as joaninhas e todos os bichos maraviwonderfuls 97

PARTE 4
A desarmônica beleza da natureza e os direitos de toda flor 145

PARTE 5
Os ventos fortes, a chuva pouca, o machado no tronco, os frutos mais doces 193

Prefácio

Comecei a escrever as minhas colunas para a *Folha de S.Paulo* em julho de 2010. Jairo Marques começou um pouco antes, em maio de 2010, com o mesmo propósito de conquistar um espaço no jornal mais importante do país para discutir temas invisíveis naquele momento. Desde então, fico profundamente emocionada com a sensibilidade, delicadeza e beleza dos seus textos.

A matéria-prima do Jairo é o "serumano" fora da curva do que se considera normal, a observação atenta das diferenças em todas as suas dimensões e o desafio constante de dar algum sentido e significado à nossa vida "malacabada".

"Toda pessoa com deficiência, todo 'serumano', em sua essência, precisa ter a chance de se expressar como é, de aprender como puder, de interagir do jeito que lhe convier. Quando se aceita e se reconhece com calma e sabedoria uma perda de si mesmo, fica mais tranquilo entender que uma condição não define ninguém."

Em outubro de 2021, Jairo fez uma impactante entrevista comigo sobre velhofobia para a *Folha*. Conversamos algumas vezes e descobri uma das suas qualidades mais admiráveis: ele é um dos raros "serumano" em que eu posso realmente confiar.

É uma grande sorte viver no mesmo mundo, escrever no mesmo jornal e, acima de tudo, ser amiga do Jairo. Ele me desafia a ser, cada vez mais, verdadeira, corajosa e coerente com os meus propósitos de vida. Em um Brasil destruído pelo egoísmo, ódio e violência, seus textos são um verdadeiro bálsamo e um refúgio de afeto, empatia e generosidade.

•••

• • •

"Faça do mundo próximo a você um lugar plural: cobre que a padaria da esquina tenha rampas e acessos, que a escola de seu filho tenha livros a respeito de diversidade e que pratique a diversidade abrigando todo tipo de criança. No ambiente de trabalho, entenda que quanto mais misturadas as características das pessoas, mais potencial criativo e com visão de futuro será o negócio. Comemore sempre o arco-íris, respeite os dias cinzentos, mas entenda que sempre é possível criar novas cores."

Os belos textos de *Crônicas para um mundo mais diverso: cem histórias para despertar amor, respeito, justiça, inclusão e solidariedade* me dão a certeza de que, apesar dos nossos traumas, pânicos e inseguranças, ninguém pode destruir ou roubar a nossa liberdade de escolher a melhor atitude que podemos ter frente ao sofrimento inevitável.

"Quando não se está lambendo a ferida de si mesmo, é útil, humano, agregador e fundamental estar alerta para acudir o outro em seus furacões, tsunamis, catástrofes íntimas. O afeto reorienta a nossa coragem de recomeçar, de amar mais uma vez, de compreender aquilo que sufoca e machuca. Estamos voltando às ruas, ao mundo, que ainda está em pandemônios e cheio de dores. Sejamos mais afetuosos."

Os brasileiros e brasileiras precisam, mais do que nunca, ter a coragem de lutar por um mundo mais justo, empático e solidário em que "de perto, ninguém é normal". Precisam, mais do que nunca, voltar a amar, compreender e confiar no "serumano".

Crônicas para um mundo mais diverso, do querido Jairo Marques, chegou no momento certo. Como ele mesmo diz, alguém precisa urgentemente jogar a corda aos que estão no fundo do poço e ainda gritar lá do alto: "Sooooobe!".

MIRIAN GOLDENBERG

Apresentação

Quando comecei a escrever sobre essa floresta de vidas múltiplas, em maio de 2012, não dava para lançar mão nem daquela brincadeira de dizer que "aqui era tudo mato", pois não havia nem grama.

A temática da diversidade e da pessoa com deficiência, com maior ênfase do meu olhar, era absolutamente residual tanto na atenção midiática como de movimentação social, de apelo de mercado, de estratégias políticas.

Ter uma coluna fixa, livre e independente no mais importante jornal do país, a *Folha de S.Paulo*, naquele momento, era como criar, ainda nessa construção de natureza, uma área de proteção permanente para externar ideias, gritos, pensamentos, demandas, dores e alegrias de vidas plurais, de vidas dentro de realidades pouco observadas como gente.

Em 12 anos, já se foram mais de 300 reflexões cuja matéria-prima é sempre o "serumano" fora da curva do que se considera normal, é sempre a observação das diferenças em todos os seus aspectos, é sempre o desafiador processo de dar pleno sentido à existência ou, ainda, falar sobre os desafios dessa jornada.

Este livro reúne cem crônicas colhidas em uma floresta de diversidade. Os escritos, que embora possam ser lidos em qualquer ordem, estão arranjados em cinco momentos com a tímida pretensão de acompanhar o desabrochar de sementes, de flores, a atração dos bichos e a potência de uma árvore.

A obra apresenta textos inéditos, que vão ao encontro de novos caminhos de pensamentos sobre a vida "malacabada", como gosto

•••

• • •

de provocar em relação a minha própria condição e a de milhares de outras pessoas com suas demandas físicas, sensoriais, intelectuais e tudo isso junto também.

O efeito do tempo sobre essas crônicas existe tão somente na natural despedida de algumas épocas, de pessoas, de acontecimentos que esfriaram e até mesmo de valores, felizmente, que avançaram, que já são mais discutidos ou, pelo menos, de maior conhecimento público.

Boa leitura!

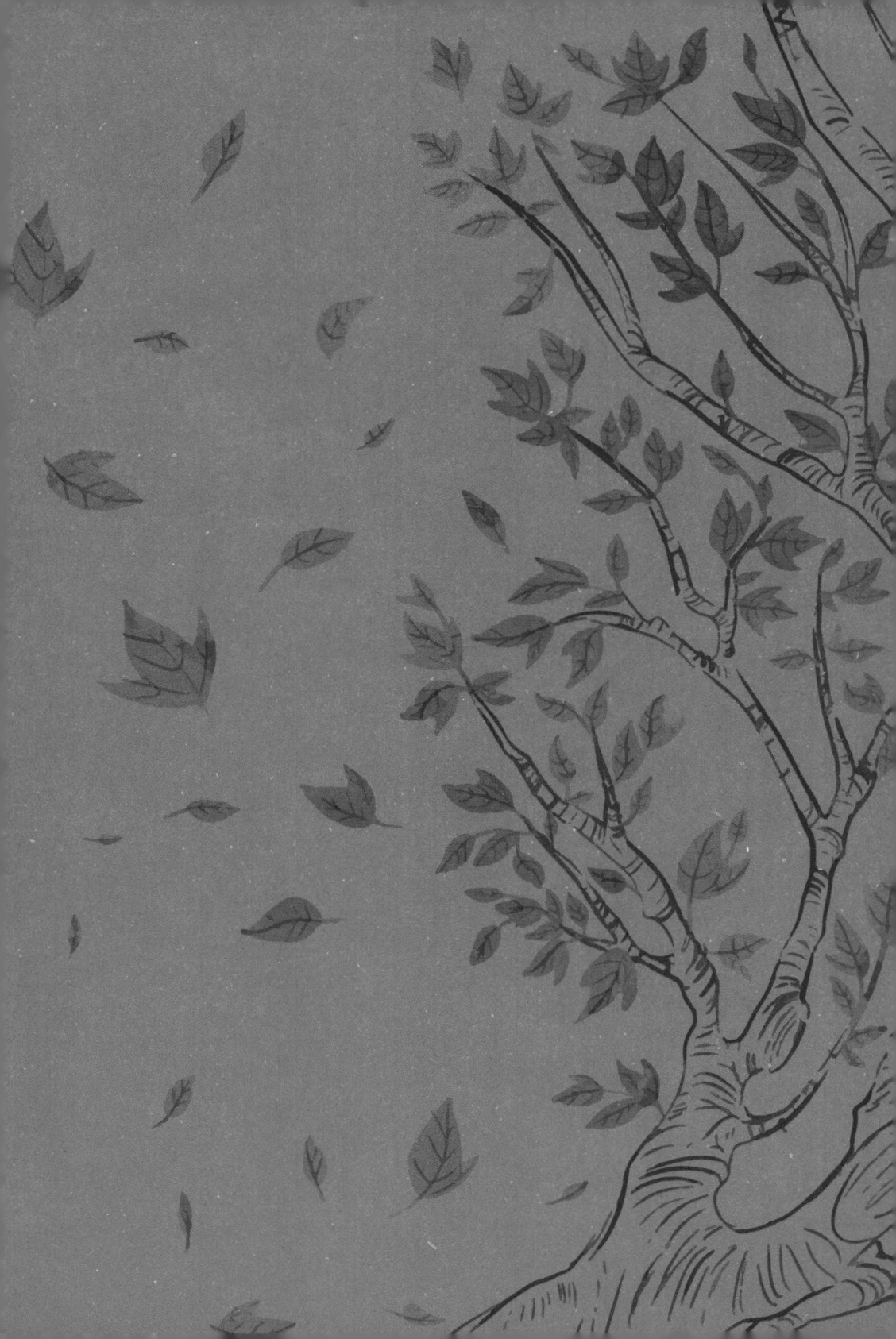

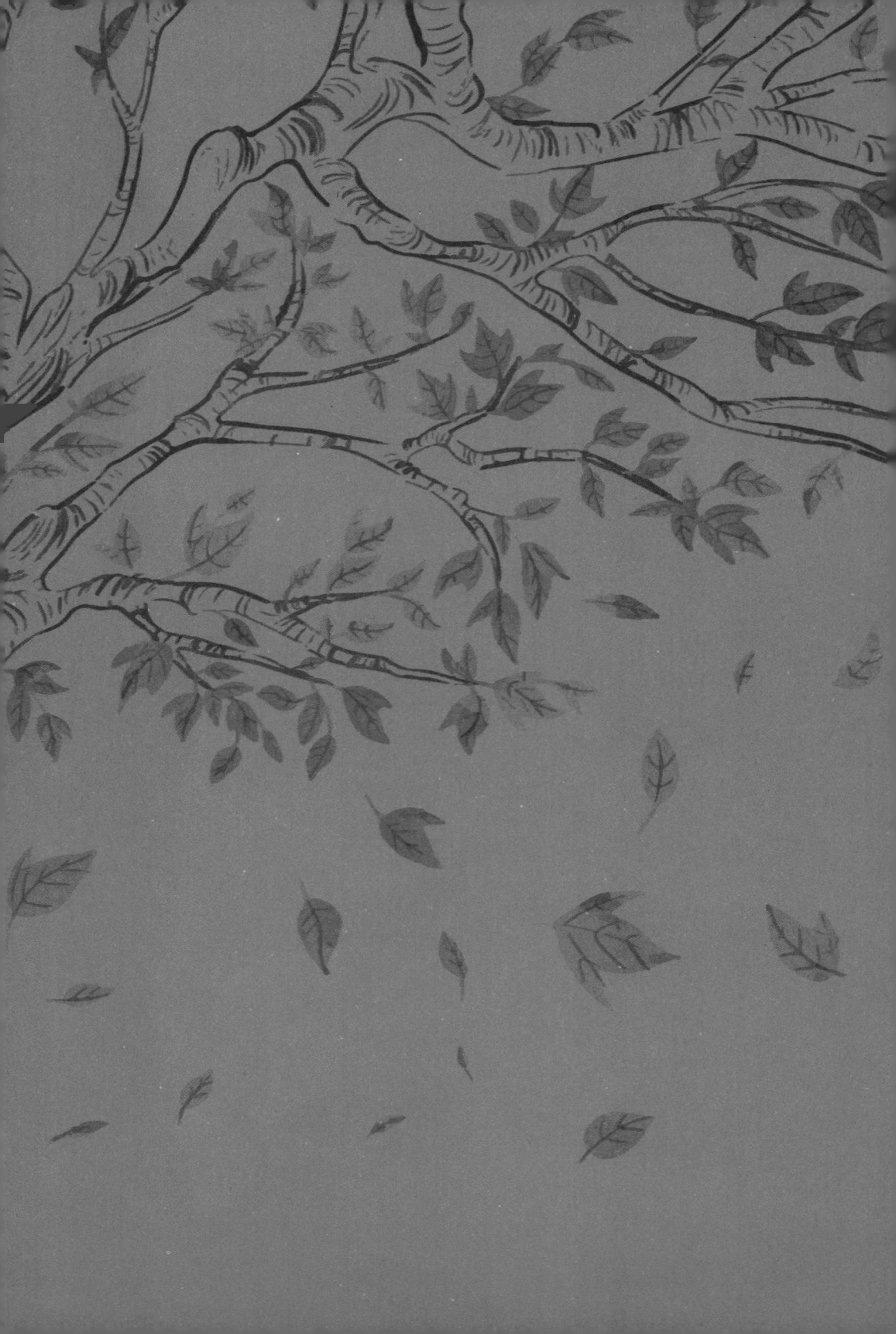

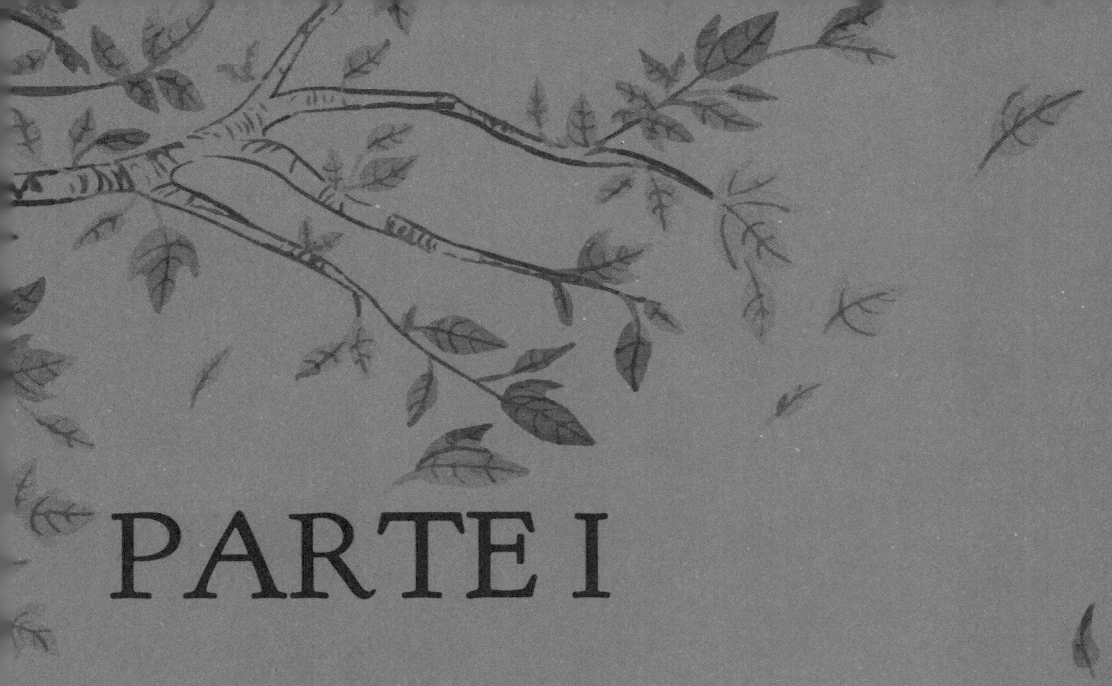

PARTE I

Os ciclos de uma árvore, das sementes aos galhos tortos

"É o preço da existência ir deixando pelo caminho um bocadinho de nós mesmos em dores, amores, forças, batalhas, histórias, lágrimas e sentidos."

A DESAFIADORA PRIMEIRA NOITE DE UM PAI SOLO... CADEIRANTE

ELA SE FOI e levou pouquíssimas coisas da casa, mas pouco importava naquele momento o que havia ido, a nossa dor intensa era pelo que havia ficado, um imenso buraco vazio, um saco de dúvida, uma estrada que pouco sabíamos explorar sozinhos. Ainda não entendíamos ao certo como ser apenas pai e filha num espaço em que sempre tínhamos sido três.

Havia uma tensão entre nós, ao mesmo tempo que também tínhamos uma disposição para construirmos aquele novo momento da vida, inédito em seus desafios, sensações, laços e sentimentos.

Biscoita, de uma maturidade desconcertante para uma menina de 5 anos naquele momento, driblava os incômodos de ausência da alma e da vida prática – mamãe assumia muito disso – brincando, sorrindo e tateando formas de nossa nova realidade.

Mas, à noitinha, o ineditismo da situação, logo na primeira noite de nós dois sozinhos, trouxe seu impacto. Elis quis dormir na cama comigo – o que seguiu e se acomodou ao longo do tempo – e no meio de um sono vigilante e cheio de angústias, ela me acorda caída no chão.

"Papai, papai, caí da cama. Meu pé tá doendo muito, me ajuda?"

Do calcanhar saía sangue, do olhar dela um certo desalento e de mim uma mistura de impotência, raiva e desespero.

Meu corpo não conseguiria fazer o óbvio: levantar-me, pegá-la no colo, mimar e falar que sararia logo. Com o impacto e a visão do corte – ela

• • •

•••

bateu o calcanhar no rodapé – fiquei entre a perplexidade e a impotência.

Me coloquei na beirada da cama e fiz o meu melhor, falei com otimismo diante daquela adversidade.

"Filha, pega na minha mão. Tá doendo muito? Respira..."

"Tá tudo bem, pai, foi só um cortezinho. Dá um beijinho aqui?"

Voltou para a cama, dormiu e eu velei o resto do sono de minha pequena em alerta e com um abalo que, poucas vezes, senti diante de minha condição de deficiência física grave.

Não era mais um perrengue meu pelas inúmeras intempéries de minha vida torta, cadeirante, era agora uma consequência minha, uma parte outra de mim, minha continuidade, que padecia por essas diferenças humanas tão desafiadoras.

Foi de repente que tudo mudou, embora houvesse desequilíbrios de toda ordem na relação e eles cobrarem seu preço. O meu foi bem caro porque trouxe surpresas indigestas, duras e que abalaram totalmente o meu aconchego fácil de ter "conquistado" o que eu entendia como amor perfeito, mesmo sem tanto amor assim, mesmo totalmente imperfeito.

Solo é puramente uma liberdade poética, uma vez que a mãe é absolutamente presente, mas é também uma sensação inaugurada em mim e absolutamente inesperada. Sempre tive um certo pânico de ter de dar conta de uma criança com minha própria sorte, mas a constatação de que vamos ao encontro de nossos medos parece invariavelmente verdadeira.

Não há nada de anormal, de "exemplo de superação", de super em um pai cadeirante dar conta de sua ninhada e ampará-la, a seu modo, depois de cair no chão, ao cacarejar desafinado e nos voos sem sucesso, mas viver a experiência tem lá seus gostos, desgostos e arrancares de pena.

Nunca mais tivemos incidentes noturnos, mas inauguramos uma série de primeiras vezes em nosso viver de pai e filha. As pessoas com deficiência podem chegar aonde quiserem, é uma verdade, mas quem vai precisa entender que as despedidas podem ser inevitáveis, para qualquer um.

30/05/22

AMOR DE FILHO

MÃE, VAI ME DESCULPANDO por esse atraso de dois dias. Os carteiros não são mais como antigamente, e as cartas agora, vez ou outra, atrasam mesmo. Até medo de cachorro eles têm tido. Como a senhora não lê e-mail...

E me desculpe também por, mais uma vez, não conseguir pegar o rumo de casa e passar o domingo com você aí no paraíso (desta vez não fui nem de surpresa!). É que o inferno tem me tirado um tempo danado, você sabe como é.

Não sei a razão, mãe, mas tenho pensado demais em fatos do nosso passado. Acho que seu caçula está ficando um velho sentimental. Ou vai ver é mesmo "xodades" das nossas conversas de miolo de pote na varanda em que mudávamos os rumos da civilização e, sobretudo, da vida dos vizinhos.

Lembrei daquele sofazinho duro em que a senhora dormia enquanto eu estava internado no hospital dos portugas. Você até achava que estava fazendo a vez de ficar em guarda pelo meu pós-operatório, não é? Mas, naquelas noites, eu acordava sempre e a via toda tortinha, procurando um jeito para ficar menos incomodada e tentar relaxar um bocadinho. Velei seu sono.

Até hoje adoro contar vantagem para os meus amigos, dizendo que fui uma criança de colo até os 11 anos, quando, enfim, conseguimos comprar a primeira cadeirinha de rodinhas. Está certo que a senhora já não aguentava mais meu peso, e os braços

...

• • •

ficavam vermelhos, vermelhos, mas ninguém poderá dizer que fui um filho distante.

Puxei da cuca também aquele dia em que a senhora arrumou meus molambos para que eu fosse para o "sul", para a cidade grande, ganhar a vida. "Mas como você vai tocar a cadeira naquelas ruas movimentadas, menino? Assim eu morro do coração!" Enquanto a senhora se preocupava, chorava e quase me amarrava para não seguir adiante, escapei de fininho, sonhando por nós dois.

E aquelas vezes em que a senhora virava um maribondão preto quando eu chegava tarde da noite e ainda queria arroz com ovo frito? "Nunca vi gostar tanto de rua que nem esse moleque." Obrigado, mãe, vivi a liberdade de que você abriu mão por mim e pelos irmãos. Afinal, o pai inventou de fazer o favor de ir embora cedo... Quando olho a minha independência, minhas conquistas, minha desenvoltura serelepe diante da realidade que alguns só enxergam "paralítica", capenga para um monte de prazeres fugazes, tendo a me convencer de que seu projeto maior de devolver os movimentos que a pólio me arrancou deu certo, mãe. Aprendi o respeito ao próximo, aprendi a não desistir, a enfrentar o "difícil", a caminhar nos pensamentos, a viajar no desejo de querer ser melhor a cada dia. Voei por você.

"Ixi", agora tenho de cuidar da vida. Ligo no fim de semana. No feriado, talvez eu vá à praia, mas no Natal estarei por aí, "di certeza". Relaxe, mãe. Eu me cuido. Beijos.

Às mães que viveram a angústia de não poder dizer "Nasceu saudável, coradinho e pesando três quilos"; às mães que enxergam pelas crias que não podem ver; às mães que caminham pelos filhos sem passos; às mães que alcançam o som pelos que não ouvem; às mães que dão mais do que o razoável de seu tempo, de sua juventude, de sua capacidade física, de seus recursos a seus meninos e meninas. Nós, seus filhos, amamos muito vocês.

10/05/2011

SE QUISER TER UM NENÉM

PREVI QUE o caldo entornaria quando ele surgiu, todo fofo e cambaleante, na tela da TV. A publicidade está cada vez mais se aperfeiçoando em escolher bebês com o poder de acertar sem piedade o coração de consumidor da gente, inclusive para aguçar o desejo por "produtos" risonhos, chorões, guti-gutis e manhosos iguais a eles mesmos.

– Amor, quando vamos ter neném?

Mantive o ritmo da respiração, preparei o melhor olhar *blasé*, acheguei-me da cintura dela insinuando preguiça de conversar. Tentei ganhar tempo, mas nada que prestasse ou fosse o golpe final para o assunto me veio à mente.

– Oi, meu bem? A canjica tá uma "deli". Acertou o ponto. O amendoim tá tão crocante...

– Quero ser mãe! Você sabe disso, não desconverse. Vamos ter de tomar essa decisão uma hora ou outra. Certeza que você será um ótimo pai! Ah, o Natal em família...

Estou a cada dia mais encalacrado. Já houve o momento dos nomes "Elis, se for menina, está fechado"; já pensamos na logística para a tenra infância, quando iremos arregimentar as avós para dar conta dos momentos mais tensos do rebento; já decidimos voar para um ninho um bocadinho maior onde haverá mais espaço para dois "carrinhos" – o meu e o do *baby*.

Mas ainda não conseguimos fechar o "acordo" para acionar o botão verde que poderá abrir o caminho da possível vinda de um

...

serzinho metade mineiro, metade sul-mato-grossense, torcedor do Santos e de coração canarinho. Um luxo de miscigenação!

— Você já tem trabalho demais comigo. Haja força para catar meus cacos quando caio da cadeira, haja saco para aturar meus poemas barrocos sobre meu chefe, haja paciência para rediscutir aquela cena do filme do Almodóvar. Como um bebê vai caber nisso? Os juros nem começaram a cair direito.

— Tudo se ajeita. A gente cria uma nova rotina, reorganiza o cotidiano, o tempo. Caso contrário, ninguém teria filho. Vai ser lindo. Quando?

Tenho pânico de botar no Brasil mais um "serumano" desacreditado de valores. Já tem gente demais que cultiva ganância, brutalidade, competição exacerbada, egoísmo, preconceito, falta de cidadania.

— O finado Renato Russo já dizia, nos anos 90, que "o mundo anda tão complicado", pense como serão as coisas no tempo desse menino. A raça humana não melhora, deusa. Ainda tem tanta maldade, tanta CPI. Imagina o terror que será caso ele não goste de arroz com brócolis.

— Por isso mesmo. Vamos tentar contribuir para mudar. Fazer o melhor para criar uma menina amável, justa ou um menino solidário, amigo, batalhador. Alguém precisa ter esperança na vida.

Apaga a luz, Jesus! Não será com argumentos que considero racionais que vou conseguir driblar um desejo tão legítimo, tão natural e tão profundo da maioria das mulheres.

Vá lá, admito também que me coça a mão quando imagino receber um abraço de bracinhos de filho, quando penso que um pai cadeirante pode ter um moleque craque de bola ou uma mocinha que irá empurrá-lo com algum orgulho.

Tenho pensado muito em seguir o mesmo caminho que o Frejat adotou em uma música que não para de tocar no rádio e na minha cabeça. "O nosso amor não é só de pele/ E de pelo/Se quiser ter um neném/Tudo bem, vamos tê-lo."

08/05/2012

A BÊNÇÃO DE FLORISBELA

O POVO LÁ DE CASA já está acostumado: é preciso reservar alguns minutinhos antes de ir embora de uma visita à casa da vó Florisbela para receber sua bênção.

De uns tempos para cá, porém, a reza tem ficado cada vez maior. Há quem diga que ela tem até inventado alguns santos.

Certa feita, escutei uma das primas, que de fato é prima de minha mulher, que por sua vez é também a "dona" da avó, falar assim: "Vai, vó, benze bem rapidinho, que estou atrasada".

E toca Florisbela, velozmente à sua maneira, elevar os pensamentos a "São Cosme e São Damião, São Miguel Arcanjo, São Jorge Guerreiro, Nossa Senhora do Perpétuo Socorro..." para iluminar e proteger.

Independentemente da fé do visitante, na hora de ele ir embora, a avó se levanta da poltrona, meio cambaleante, agarra-se a uma bengala e promove o ato.

Quem se rebelaria diante de algo tão lisonjeiro vindo de uma velhinha tão formosa?

Penso que, no fundo, a bênção de Florisbela já é muito mais do que uma manifestação de crença. Ela alonga a reza para alongar também o tempo ao lado de quem vai a sua casa tomar um cafezinho.

Velhos, em geral, criam inteligentes maneiras para encompridar a prosa rala com aqueles filhos estrelas cadentes "que aparecem de vez em quando", com os netos que não se desgrudam dos

•••

joguinhos eletrônicos, com as noras atarefadíssimas em acertar as unhas à francesinha.

Forma bem interessante de promover o "fica só mais um pouquinho" é quando se começa uma sessão de cantigas "daquele tempo". Mamãe usa sempre dessa artimanha entoando canções do "rei", de Cartola ou de Vinicius.

Como não ficar mais um pouquinho quando Lupicínio Rodrigues é chamado para cantar: "Felicidade foi-se embora e a saudade no meu peito ainda mora e é por isso que eu gosto lá de fora porque sei que a falsidade não vigora..." (Rodrigues, Lupicínio, *Felicidade*, 1947).

Ao telefone, também há sempre uma maneira de seguir na linha com os mais velhos que, no momento de desligar, lembram-se repentinamente de contar uma novidade que aconteceu no ano passado.

Em um mundo cada vez mais apressado, mesmo com tudo conectado, sobram menos horas para se dedicar ao passado.

O valor humano do ontem é, muitas vezes, subestimado.

No genial e comovente filme francês *Amour*, de Michael Haneke, escancara-se de forma dramática, mas um tanto verdadeira, a exposição do octogenário casal protagonista à solidão.

Na trama, porém, não se revelam explicitamente tentativas dos idosos de clamar pela família, pelo contrário, parecem querer o isolamento a qualquer custo e a distância de sentimentos de piedade.

Decisões que parecem caber ao mundo moderno do "cada um por si", mas que maltratam a alma e o coração.

Para mim, certa está a delicada vó Florisbela que tenta, à sua maneira, chamar atenção para sua valiosa sabedoria e para um dos seus importantes papéis na família, no mundo: o de fazer os mais jovens zelarem com atenção do patrimônio vivo de sua geração.

29/01/2013

CRIANÇA LÁ EM CASA

NO PRÓXIMO domingo, Dia da Criança, terei menino ou menina meus lá em casa. É, a mulher engravidou e somos pura dúvida, puro mimimi e pura graça de pais frescos já há algumas semanas.

Dá calafrios imaginar que, em um futuro breve, o bagageiro da Kombi terá de comportar a cadeira de rodas do papai e o carrinho do bebê, e que, em dias de garoa, a mamãe vai enlouquecer na árdua missão de dividir a proteção de um guarda-chuva para três.

O berço não poderá ser desses convencionais, pois, sentado, retirar o cagãozinho e levá-lo para o alívio do lencinho suave e da pomada perfumada ficará difícil para mim. Ainda estudamos a ergonomia da banheira e do trocador.

Já está decidido que compraremos um daqueles cangurus que os modernos usam para fazer caminhadas enquanto ninam seus rebentos. Para nós, será uma forma tranquila para mamãe empurrar suas conquistas de sentimentos, com o papai guardando o pequeno no peito.

Meu maior projeto paterno será tentar ensinar meu filho a mergulhar nas possibilidades da diversidade humana. Vamos jogar bola ou brincar de casinha à nossa maneira, mas gritaremos gol ou cantaremos "borboletinha" a cada momento em que recebermos o abraço de um velho, do primo pretinho e dos amigos lelés, cor-de-rosa e diferentões, que, em nosso mundo, sempre serão bem-vindos.

Mamãe e eu não pretendemos que nosso bebê cresça com ideias fixas de ser médico de cabeça, empresário de sucesso, atleta milioná-

...

rio ou celebridade. O que nos importa é que ele tenha a chance de conhecer várias possibilidades de viver bem, de trabalhar pelo bem, de cantar músicas boas em tardes cinzentas e de oferecer sorrisos e apoio a quem necessitar.

É inebriante a perspectiva de quem nunca andou ensinar a dar os primeiros passinhos, de quem nunca correu incentivar a respirar fundo, de quem nunca foi o rei do baile embalar para sacudir o corpo até as pernas não mais aguentarem, mas quero estar pronto também para meditar com um carinha zen, com uma garota alternativa.

Desejamos que nosso feito de amor mais sublime possa degustar manga lambrecando as mãos, que dê risadas rasgadas com bolha de sabão e que seja o líder da turma do "deixa disso" quando surgir qualquer manifestação de guerra, a não ser que ela seja de beijos no vovô ou de papel crepom, daquelas que todos ganham com a diversão.

É claro que um pai "malacabado" como eu fica torcendo para que a cria não herde o seu nariz grande e que venha dos céus inteiramente revisada, mas sinto, junto com a mamãe, a sensação de entender a chance de vir ao mundo como uma dádiva. Poderá tanto ser feliz ao ver o brilho das luzes da Torre Eiffel como uma lua nova pela fresta da janela.

Venha para nos ajudar a sermos melhores, meu filho. Venha para nos ensinar mais sobre doação e gratidão. Venha para nos roubar o sono e para nos brindar com sonhos de um verão com castelos de areia e de edredom como cabaninha no inverno.

Nenhum pensamento de dificuldade ou medo nos interessa agora, porque você ainda é um pedacinho de gente que merece apenas água boa, luz e carinho para vir ao mundo berrando e dançando *Macarena*, do jeito que a mamãe gosta, ou mais quietinho, com a mãozinha no queixo, para o orgulho do papai. O que nos importa é te amar.

08/10/2014

A MENINA DOS CINCO COLARES

FOI MAIS OU MENOS ASSIM: às 5h30, a mulher me cutucou de leve na cama. "Amor, acho que temos que ir para a maternidade, estou com as dores de todo este mundo."

 Daquele momento em diante, agarrei firme na mão de nossa senhora da bicicletinha para não largar tão cedo, por um tempo que ainda não acabou. Saltei da cama em velocidade olímpica e nunca antes havia ajeitado a calça jeans com tamanha destreza.

 Equilibrei no colo as malas – eram duas, de peso médio –, joguei tudo dentro do carro e voltei para poder acudir como podia minha grávida e minha Elis, que se sacudia no ventre, doida para conhecer de perto esta crise econômica dos diabos.

 Ralei a bunda do carro na parede do prédio, alonguei um sinal amarelo, buzinei para acordar um bêbado birutando na rua e chegamos à maternidade esbaforidos. Evidentemente, demoraram alguns instantes para sacar que não era eu, mas, sim, minha mulher quem deveria receber atenção imediata.

 Partimos os dois, devidamente montados em cadeiras de rodas, para a emergência. Minha mulher, até então, havia tido a gestação perfeita, passando com louvor em todas as etapas da intrigante maratona de botar menino neste planeta.

 Do sonho todo azulejado de encantos de ver minha bebê nascer ao som de um urro de libertação conjunto com a mamãe à aguda angústia de me tornar um pai de UTI, com todas as tonalidades desse drama, foi um relance. •••

∴

Minha menina explodiu naturalmente de dentro da mãe adornada com o cordão umbilical de uma maneira rara: circundando o pescoço por cinco vezes. Naquele justo instante, atônito, tirei da gaveta de minhas memórias jornalísticas uma reportagem que havia feito sobre a necessidade de as salas de parto seguirem protocolo severo de procedimentos para a retomada de respiração de bebês recém-nascidos.

Gosto de pensar que isso me foi uma preparação, coisa do destino.

Fiquei entre acalmar o desespero felino de meu amor e fitar a equipe médica, com pediatra neonatal, inclusive (querem acabar com essa obrigação, atenção!), que chamava de volta minha filha.

Embora a tensão ganhasse a sala, a fúria das ações devidamente treinadas, culminando com a colocação de um tubo para respiração na minha pequena, afastava de mim, em algum grau, a convicção de que enfrentaríamos novamente em família as agruras de uma fatalidade, de uma deficiência grave em decorrência da falta de oxigenação ou de qualquer outro desarranjo de normalidades.

Dali para a frente, papai e mamãe teríamos de olhar por uns dias para o berço vazio, consolar os familiares e amigos da ausência da convidada principal da festa e ainda embalar uma rotina regrada para conseguirmos ser acalentados pelo brilho, pela pimenta e pela doçura de nossa menina, que, em poucas horas de recuperação, e já totalmente fora de risco, poderia ter sobrenome espoleta.

Queria ter escrito um texto de pura paixão por minha bebê, cheio de rococós e de breguices, mas Elis nasceu reforçando em mim o que batuco há tempos neste espaço: a vida rodopia totalmente até em suaves curvas; as dores mais ardidas se atenuam quando se dá amplitude ao umbigo; fé, coragem, conhecimento e atitude libertam e salvam.

20/05/2015

E A MÃE FICOU VELHINHA

JÁ VINHA BOTANDO reparo havia algum tempo: cada vez mais cedo ela dormia durante nossas sessões de cinema em casa – até no filme do Marley, o labrador arteiro que ela amava, foi assim.

Começou a faltar a ela aquela força de sempre para me dar uma empurradinha pelas calçadas esburacadas de qualquer lugar. Ganhou um desequilíbrio do nada e uma saudade de tudo. Mamãe envelheceu.

Dá uma certa aflição, não vou fazer rodeios para admitir, saber que a mãe, sempre tão firme em sua marcha aplicada com um sapato baixinho e confortável, que buscava o sustento, o futuro e a felicidade dos filhos, agora precisa caminhar com mais calma, com mais cuidado e cada vez com mais cuidado.

Meu coração ficou como no momento do samba derradeiro, dias atrás, quando entrou pelo corredor do restaurante uma senhorinha esbaforida, com a mão machucada, semblante de susto e passinhos de quem havia passado maus bocados. E havia passado. Caiu no meio da rua. Estava entre a aflição da dor e a carência de algum aconchego.

E se a minha mãe, agora velhinha, desabasse em um algum ermo de mundo também? Será que a acolheriam com a atenção e a presteza que a mãe da gente tem o direito de receber? E se ela ficasse meio descompensada e não soubesse nem em que planeta estava?

...

...

O almoço perdeu a graça e eu só pensava nas feridas da senhorinha, que foi gentilmente atendida com cuidados orientais das mãos da dona do boteco, uma "japa" sorridente. Sosseguei quando ela garantiu que estava tudo bem e que cuidaria da velhinha.

Mãe não tem dor de cabeça, não tem fome, não tem preguiça de fazer mingau, não tem medo de barata, não tem limite no cartão de crédito para emprestar um dinheirinho, mas, de repente, ela envelhece e faz o filho pensar que ela pode sofrer, sim.

Lá em casa, mamãe nunca foi "rainha do lar". Estava mesmo é para Margaret Thatcher em meio a contas para pagar, bocas para encher, uma criança com deficiência para dar jeito. Logo, quando vi Meryl Streep interpretando a "Dama de Ferro" já cansada, abatida pelo destino irrefutável da idade, quis dar um Oscar pelo conjunto da obra para a minha "santa".

Tudo é possível na velhice e ser velho é conquista, jamais um demérito para quem sabe aproveitar a existência. É que o tempo vai passando e fico aflito por diversas ocasiões de amor que ainda não vivi com minha mãe – nem a viagem para Poços de Caldas, que ela jura ser de caldas de doces, fizemos.

Não queria vê-la frágil, por mais bonita que seja a pétala. Não queria vê-la cansada, por mais nobre que seja o vencedor de maratonas. Não queria que jamais a senhora caísse, mãe, por mais que, como você a vida toda disse: "Quem não cai não aprende a se levantar".

28/02/2012

O MEU PRIMEIRO PASSINHO

GOSTO DE PENSAR que ela sabia que aquilo para mim não seria jamais mais uma das tantas novidades de seu crescer, pois a danada, antes de partir para o mundo, agarrada nos braços da mamãe, olhou fixamente para mim e soltou um sorriso de encantar brutamontes. Sou capaz de dizer que uma onda de pensamento reproduzia a mensagem dentro de nossas mentes: "Olha isso, papai, é por mim e é para você".

Cambaleante, descompromissada e frenética, minha Elis já ensaia o andar há uns três meses. Seguramente, em quase 11 viradas de calendário de vida, minha Biscoita já caminhou com as próprias pernas e algum apoio bem mais do que eu, com 41 anos. É, tinha de começar bem cedo para requintar esta história.

Não guardo nenhum azedume por ser cadeirante desde que me entendo por gente, mas ver minha filha "firminha" no chão, em pé, trocando passinhos, me trouxe uma realização íntima cuja explicação satisfatória ainda procuro.

Talvez seja porque, finalmente, uma parte de mim, pelo que tudo indica, será capaz de decidir se quer correr ou não quando tocar o sino da hora do recreio na escola, se quer ir à Bahia e subir de carreira as escadarias do Senhor do Bonfim, se quer ir àquele show de rock, ficar no meio da galera, apenas pelo prazer de escutar uma de suas canções favoritas.

Elis não vai andar por mim, é claro. Sou eu que andarei com ela, guardado dentro de genes, trejeitos e manias que de tão semelhantes

...

aos meus nos fazem inseparáveis mesmo que, em algum momento, ela oportunamente diga "larga do meu pé, pai!".

Realizar-se completamente e intimamente com uma ação realizada pelo outro me parece sinal de alguma evolução, de algum desprendimento que me foram presenteados com a paternidade e que eu nem imaginava que fosse possível. É um fenômeno que considero orgânico, muito mais que sentimental.

Nem que o Bolshoi russo fizesse um bailado especialmente para mim, com a emoção e perfeição de seus movimentos todos dedicados a mim, eu teria uma sensação tão complexa como a que sinto vendo os pezinhos gordinhos de Elis tateando um rumo em busca de nada além de boas gargalhadas.

Aos poucos, ela já começa a se virar sozinha à procura de estradas para trilhar seu destino. Por enquanto, ele não passa do atendimento ao chamado histérico da Galinha Pintadinha ou de uma outra canção que fala do anjo querubim. Atende, também, ao convite para passear no parquinho ou para qualquer lugar que se vá assim que alguém aciona a maçaneta da porta. É destemida, atrevida e astuta, do mesmo jeito que suponho serem os grandes andarilhos.

Pise firme por suas convicções de justiça, filha. Aperte o passo em busca de mais igualdade entre as pessoas. Ponha o pé nos protestos que melhor lhe convierem. Bata perna atrás de refresco para os pensamentos ou em busca de leveza para sua alma.

Espero que, por mais alguns anos, quiçá por algumas décadas, você tenha sempre à disposição o colinho do papai, sentado em sua cadeira libertadora que virou asas para conquistar a mamãe, livre para recebê-la para um descanso ou para ouvir um causo de seus inquietos passos.

6/04/2016

LEVANTA, PAPAI!

EU SABIA que aconteceria, que chegaria o momento de Biscoita me dar uma enquadrada por estar sempre sentado na hora das danças, na hora de brincar de pique-esconde. Só não imaginava que seria de maneira tão precoce e tão contundente.

Minha filha, às vésperas de completar 3 anos, quer entender já o que é ser diferente, e eu, que me achava tão seguro e bem resolvido, voltei a pensar, como num passado remoto, que não seria de todo ruim que me surgisse um cálice do elixir da normalidade para voltar a andar "só um pouquinho".

E foi mais ou menos assim: "Papai, levanta para rebolar comigo essa música!", "Papai, sai da sua cadeirinha um pouco e senta aqui no tapete para brincar", "Pai, por que sua perninha é assim?", "Pai, fica em pé só um pouquinho, igual à mamãe".

Elis tem mais do que uma curiosidade pontual de qualquer criança que vê um cadeirante na rua, no shopping, aponta o dedo e lasca: "O que é iiiiisssso, mãe?!".

Ela tem uma necessidade de compreender por que sua própria vida é brindada com um ineditismo de ser – afinal, ser família é ser um só em diversos momentos. Ela quer saber por que não a jogo bem lá no alto, como ela adora, por que não a socorro rápido quando se afoga de tanto rir na piscina de bolinhas.

A legítima curiosidade de minha pequena tem sido pueril e cessa diante de uma resposta com pouco argumento tipo "filha, to-

•••

dos somos diferentes. O vovô usa bigode, a vovó usa óculos, o Joca tem os olhos esbugalhados, o lobo faz malvadezas e o papai usa uma cadeirinha, sabe?".

Pensava que esse processo de reconhecimento e descoberta de minha vida torta fosse construído de maneira mais natural para ela, embalada no berço, embrulhada nas fraldas e acalentada desde sempre comigo na tal "cadeirinha do papai", mas pitchuca me obriga a refletir que o "serumano" em suas complexidades também é um valor a ser construído, lapidado, discutido, avaliado.

Certa vez, mergulhado numa angústia que não cabe em palavras e aproveitando que estávamos na varanda só eu, ela e a boneca da Luna, quis avançar no debate: "Você fica triste porque o papai só brinca de fada com você sentado?".

Ela pensa com a brevidade que as grandes expectativas almejam e tasca: "Não fico, não, papai. Agora veste aqui o tutu, porque é sua vez de fazer a magia".

Naquele momento, bem que a varinha de plástico que ela ostenta com a certeza de fazer o impossível – já fez uma massinha verde ficar azul e aparecer um chocolate dentro de uma caixinha – poderia me fazer ficar em pé um pouquinho só para dar a ela o sagrado mimo de não entortar seus tenros sonhos e inspirações.

Não há convicção que se mantenha diante de uma criança que confia a você a orientação das verdades.

Deficiência não é pecado, não é carma, não é castigo, mas ler a cartilha de minhas firmezas de caráter, de minha resiliência, precisa ter a delicadeza do voo de libélula e explicar que, mesmo aquelas com menos asas podem encantar e seguir adiante, sendo libélulas, não é das tarefas mais fáceis.

Refleti um bocado se deveria compartilhar esse momento com os leitores. Concluí que, se as ideias destas linhas é tentar levar luz ao desconhecimento a respeito das diversas maneiras de viver, é também válido demostrar que há páginas brancas que só a experiência, a inclusão plena e o abraço apertado na diversidade irão ajudar a preencher.

18/04/2018

A VACINA E O VISCONDE

— **FILHA,** o aniversário do papai tá chegando, o que você vai me dar de presente?

Elis, minha Biscoita de 3 anos, pensa por breves instantes e me entrega uma solução, uma declaração de amor e uma angústia. Na realidade, mais uma angústia nessa jornada intensa de ser um pai diferentão diante de uma criança imaginativa, inquieta, meio doida.

— Tem que ser uma coisa de adulto, né, pai? Então vai ser um ovo bem grande, do tamanho da Peppa Pig, e lá dentro dele vai ter um boneco do Papai Pig. Gostou?!

— Adorei, filha. Um presente ótimo! Vamos brincar de Cinderela?

— Eu também vou te dar as gotinhas, pai.

Emudeci. Desde quando minha menina se deu conta de que o próprio pai não se encaixava na dita normalidade do mundo e das coisas e que não andava igual a todos, que usa uma "cadeirinha" para se deslocar, como ela gosta de falar, passei a explicar que, no tempo em que eu era bebê, não tomei todas as gotinhas necessárias para não ficar dodói.

Recebi apenas duas das três doses fundamentais da Sabin – afora as duas de reforço –, que imunizam contra a paralisia infantil, e, aos 9 meses, fiquei doente, pouca coisa sobrou e o resto da história está aí nas internets.

Ao contrário das campanhas institucionais, que só culpabilizam as famílias pela desgraceira, lembro que o poder público foi

•••

omisso durante anos de avanço do vírus pelo país, sobretudo em sua porção mais central e mais pobre.

Milhares de crianças tiveram de morrer ou virar "diversidade" para que uma política pública séria de enfrentamento fosse adotada, o que foi acontecer já no início da década de 1980.

— Filha, mas não vai dar certo porque o papai já é grande, entende? Não vai fazer efeito. Vou ficar mesmo na cadeirinha, tá?

— Claro que não, pai! Sabe o Visconde, do Sítio do Pica-pau Amarelo, do seu Lobato? Então, dá para você ficar pequeno, que nem espiga de milho, eu te dou as gotinhas rapidinho, você cresce, e não vai mais precisar da cadeirinha — disse minha pitchuca, numa animação desconcertante.

Não foi a única vez que ela quis me presentear com a vacina. Certa vez, ela tentou trazer uma dose do posto de saúde, mas "a moça não deixou".

Nesse mundo tão sem esperanças, tão cheio de ódios, de enfrentamentos, poderia eu dizer na lata a minha filha que seus sonhos não vão condizer jamais com a realidade, que não há fórmula que me faça andar?

Quando brincamos de Branca de Neve, ela já sabe que não vou me deitar no chão para dar o derradeiro beijo salvador. Ela mesma se levanta, meio sonâmbula, e aí então concluímos a cena. Isso me leva a pensar que a vontade dela pode ser, talvez, mais por mim do que por ela mesma. E isso faz tudo ficar ainda mais complexo.

Se algumas vezes me condói, em outras sinto um baita orgulho de ter em casa uma menininha que, à sua maneira, já compreende quão desafiadora é a vida fora da curva e que tenta criar soluções mágicas para devolvê-la ao prumo. Isso já é passo fundamental para incorporar um valor humano fundamental: o de que os outros, em seus universos de diferenças, precisam de apoio, de incentivo, de empatia, de fortalecimento diante de suas condições, quaisquer condições.

Minhas gotinhas no próximo domingo (7) vão para "salvar" a mulher, as gays, os negros, os "malacabados" e os direitos humanos!

3/10/2018

TREINE SEU OLHAR PARA AS DIFERENÇAS

"O QUE FOI QUE ACONTECEU COM VOCÊ?", me interroga um garoto de uns 9 anos de idade quando entro no elevador com minha filha Biscoita, que se adianta à investida curiosa do menino com uma resposta para me encher de orgulho: "Não foi nada. Meu pai é assim, cadeirante desde a infância".

O moleque, naturalmente, não se convenceu e seguiu entregando aquilo que ele, certamente, recebeu dentro de casa, reproduzindo o estranhamento à minha diferença que o incomodava e o comovia. "Ele tem uma doença, né? Deve ser difícil... vou rezar pra você, viu, tio?"

Entreolhei Elis, que, novamente, não se conteve à comoção do garoto e, sorrindo, tascou um "reze para quem precisa de ajuda. Meu pai está ótimo, ele não precisa de cura. Tchau, vamos comprar pipoca".

Obviamente que senti aquele quentinho no coração vendo minha filha, na prática, crescer toda trabalhada nos valores inclusivos, mas treinar novos olhares e atitudes exige lições diárias e contundentes.

A falta de convívio e interação entre crianças com e sem demandas sensoriais, físicas e intelectuais ainda gera uma lacuna imensa de entendimento a respeito de diversidade, o que desemboca em adultos com olhares carregados de conceitos distantes da realidade e, muitas vezes, cheios de conceitos equivocados e discriminatórios.

Estamos condicionados a vislumbrar formas humanas supostamente harmônicas, completamente funcionais, que carregam con-

••••

ceitos estéticos condizentes com seres lavados com água de rosas e muito bem passados.

Ter um corpo com deficiência é a contramão disso, é mais ou menos como saem os primeiros rabiscos das crianças quando tentam desenhar pessoas, as pernas podem ser bem finas, o tronco encurvado, o maxilar reposicionado, os olhos desencontrados, os braços alheios a qualquer lógica de tamanho e de forma.

Afora esse diálogo imagético, pessoas com deficiência podem ter um andar cambaleante, a fala anasalada, manifestações de movimentos atípicas, um pouquinho de baba saindo do canto da boca e uma infinidade de maneiras pouco convencionais de se manifestar no mundo.

O primeiro passo para treinar o olhar é prático e vem antes de qualquer demonstração de humanidade, de paz e amor, de ser bonzinho. É não ter medo do que você considera novo. É pensar rapidamente naquilo que você esconde para se "normalizar" e entender que nem todos seguiram por esse caminho e que, para estar em algum lugar, alguns terão de levar e mostrar suas diferenças.

Um segundo passo exige ligeira introspeção. Cegos, surdos, paralisados cerebrais, autistas, afásicos e pessoas com síndrome de Down possuem desejos, aspirações, expectativas e são tamponados em toda essa essência por barreiras de atitude, físicas e de oportunidades. Então, é o João e sua condição, a Maria e sua condição, a Sofia e sua condição. É tudo gente, mesmo, que quer só viver.

Por fim, tente admitir se o nanismo, a tetraplegia ou as sequelas de uma desgraceira qualquer de alguém incomoda você e seus valores. Se chegar a essa conclusão, é importante admitir também que isso pode ser chamado de preconceito e suas demonstrações restringem, bloqueiam e até inviabilizam existências. Assista ao documentário *Crip Camp: Revolução pela Inclusão*, vai ajudar bastante.

11/05/2022

UMA RÉGUA PARA MEDIR OS OUTROS

SE AGITAR DIREITO o governo amor à família do Bolsonaro, dá para incorporar a ideia já no material didático do ano que vem, sem custos efetivos, bastando algum esforço didático e revisão bibliográfica básica: é uma régua especial, que não mensura as pessoas e as coisas de acordo com uma só visão de mundo, uma só maneira de encarar o que é certo, o que é possível.

A carência de uma régua certa para medir os outros tem colocado o mundo em situações de muito embaraço, como xingar uma adolescente que quer defender o planeta do extermínio ou querer exterminar um povo índio que só quer viver em outro planeta.

Do mesmo modo que a régua geométrica auxilia a entender formas, a medir distâncias e a compreender ângulos fundamentais para a vida diária, para o progresso, a régua de medir os outros é indispensável para o convívio fraterno, para o entendimento das dimensões do pensamento, para o acolhimento que, em algum momento, todos precisam.

Mas onde seriam fabricadas tais réguas? Na casa de qualquer um é possível fazer, com alguma disposição ao diálogo, com um pouco de colírio que faça olhos reluzirem e com cada um usando o seu tutu. Isso eu já explico.

Elis, minha filha Biscoita de 4 anos, quis demais fazer aulas de balé. Com alguma descrença de que aquilo daria certo, pois a menina

•••

é um escândalo de desequilíbrio – daquelas que você avisa: "cuidado com o elefante amarelo no caminho", mas, assim mesmo, ela tromba no bicho sem querer –, ela começou as aulas nesta semana.

Antes da sessão, reivindicou um coque – eu nem imaginava que ela já sabia o que era isso – "bem feitinho", depois quis um tutu que fosse igualzinho ao da Laurinha, no que mamãe explicou:

"O seu tutu já é bonito, filha! E cada um tem o seu, com sua beleza, com seu conforto, com seu tule. Na vida, nem sempre faz sentido e é legal a gente ter o mesmo tutu, a mesma boneca. Cada um é de um jeito, cada jeito forma um colorido e o colorido é lindo".

Na casa da Silvia Prin Grecco, que ganhou um prêmio da Fifa ao ter sido flagrada em um estádio narrando pacientemente os jogos do Palmeiras para o filho Nickollas, que tem deficiência visual e autismo, também há uma usina de réguas para medir os outros.

Em seu discurso de agradecimento, feito de improviso, ela mandou: "O maior prêmio hoje é a gente poder estar representando tanto os excluídos, as pessoas que vivem à margem, tantas pessoas que o vizinho do lado não enxerga. É a gente poder estar falando isso, mostrar que eles existem, buscar respeito, oportunidade para todos".

Uma vez adquirida, incorporada ao caráter, o que vai exigir afinco e insistência nos ensinamentos, a régua de medir os outros não enverga, não é esquecida em um canto qualquer. Ela prospera sempre ao ponto de não deixar jamais que o dedo indicador fique em riste para ditar verdades sem amplos parâmetros, para que ele aponte sem antes analisar diversas direções.

Seria "maraviwonderful" ver nas escolas cada aluno tirando de seu material didático, de seu projeto de existir, a sua régua de medir os outros. Daria até para sonhar com um futuro cheio de tutus diferentões, uma hora do recreio ainda mais animada.

Aos alunos que já têm em meio a seus pertences esse instrumento, vale o estímulo para sacá-lo sempre que um preconceito surgir, que alguém for diminuído, que uma maneira de expressão for ceifada. O mundo é bão, Sebastião, mas quando ele é plural, é ainda mais legal, Sidney Magal.

02/10/2019

AS PERDAS DE CADA DIA

MAMÃE ME FALOU aquilo como se estivesse contando algum acontecimento frugal do tipo queimou o bolo de cenoura, derramou o leite. Contou como se fosse algo já esperado, natural, algo que não mudasse em nada a forma de conviver da família.

"Fui ao médico e ele disse que estou quase surda, que perdi 40% da audição. Até uma receita para um aparelho auditivo ele passou. Imagina, eu, nesta altura da vida, com aparelho auditivo. Não tenho mais nada para escutar, não. Já ouvi muito. Está tudo certo. Não vou colocar nada."

Há algum tempo tenho notado que ela não conta mais aquelas grandes histórias do tio Calimério com o mesmo vigor, também tem me deixado no vácuo quando questiono ao telefone se o calorão deu uma trégua lá em Três Lagoas, mas daí a perceber que o escutador de novela dela estaria avariado não era simples de correlacionar.

É o preço da existência ir deixando pelo caminho um bocadinho de nós mesmos em dores, amores, forças, batalhas, histórias, lágrimas e sentidos. A ciência tem cada vez mais ajudado a mitigar esse processo, mas é ilusão e bobagem achar que a completude estará ao lado até o último dia de um sonhado centenário.

Perder-se um pouco, deixar-se para trás, é processo diário, incontrolável e ligeiramente assustador. A sensação de ser "menos" a cada dia, de poder ter menos controle sob si mesmo dando espaço à atuação do tempo no corpo e na mente causa um certo desequilíbrio

...

nas convicções de que amanhã o sol irá nascer, você irá se vestir, trabalhar, almoçar...

Por falar em desequilíbrio, ele é um dos pontos de preocupação da nova condição meio surda de mamãe. Deixar de entender completamente as piadas sem graça do Silvio Santos na TV é do jogo, mas perder parte de um sentido implica uma nova lógica cotidiana.

A falta do som pode colocar a pessoa em risco em casa e na rua, pode suscitar solidão – uma vez que você não entende tudo o que se passa em volta, a tendência pode ser a retração –, pode desembocar na acomodação de deixar para lá vontades que, para serem realizadas, exigiriam maneiras novas de fazê-las vingar.

Mas reconhecer que se está menos apto para determinada atividade é imprescindível para seguir realizando incumbências e para tocar o cotidiano de maneira íntegra, segura.

Quem sabe bem até onde os olhos alcançam pode lançar mão de óculos precisos para ir além, calibrar a atenção de maneira mais fina e avisar os mais próximos de sua condição peculiar.

Em vez do medo de atrapalhar os outros por nossas perdas, o ideal é ter coragem de dividi-las para que a empatia atue a favor, amparando, limpando rotas, compreendendo resultados, dando a dimensão correta aos resultados e expectativas.

Quando se aceita e se reconhece com calma e sabedoria uma perda de si mesmo –, seja na mobilidade de levantar da cama sem esforço ao amanhecer, seja na rapidez de raciocínio e presteza para abrir uma lata de salsicha –, fica mais tranquilo entender que uma condição não define ninguém e que podemos ser novas pessoas com uma frequência alucinante.

Ainda vou convencer mamãe a experimentar um aparelho auditivo – o apelo de ouvir as serenatas cada vez mais tresloucadas da neta ajuda bastante – e mostrar a ela que velhice não precisa ser um amontoado de consequências caras de uma jornada vivida. Pode ser também um sadio compreender de novas maneiras de viajar com mais bagagem e, ao mesmo tempo, menos roupas e compromissos.

16/10/2019

CACHORRO VELHO

NERO, que no registro é labrador e na feição é só um cachorrão preto, fez 11 anos na semana passada. Mesmo sendo tratado por mamãe com banho de leite de rosas e atenção de filho caçula, o bicho envelheceu. Não pula mais para lamber a cara das visitas e tem sofrido *bullying* dos gatos que desfilam pelos muros.

O bicho chegou em casa em uma caixa de sapatos, mas com uma grande missão: ocupar um pouco da ausência que eu fazia na varanda, espaço onde eu e minha velha passávamos horas reclamando do calor e refrescando a memória de histórias cômicas da "famiage".

Nero foi o cão durante a infância e juventude. Comeu o sofá, a camisola da irmã e um pedaço da cômoda. Derrubou o carteiro, beijou o leiteiro, invadiu a casa do açougueiro. Uivou uma noite toda de saudades durante um feriado e escavou o quintal até quase chegar ao Japão em uma tarde que misturou em sua alma animação e solidão.

Por mamãe, o cachorro não poupou emoções. Foi sua sombra e isso implicou se espremer em frestas do portão para ir atrás dela de qualquer jeito. Escondia-se embaixo da cama ao anoitecer, ficava saltando na janela da cozinha para vê-la preparar o almoço. Não parava quieto um minuto, não a deixava no tédio um dia sequer.

E, de repente, o tempo passou. Minha velha tem por agora um peludo idoso para fazer companhia – e se preocupar como se fosse um recém-nascido – e não mais um corisco atentado e disposto. Nero carrega o peso de uma vida muito bem vivida, ao mesmo

• • •

•••

tempo que guarda indignantes semelhanças com a maturidade áspera de sua mentora.

 Os dois pouco enxergam, mancam de uma perna por "dores horríveis", incomodam-se com muita agitação e mantêm um certo ar de cansaço que não se esvai, de angústia que não adormece, de carência de algo que nunca chega. Entre minha velha e seu cachorro velho mora um sentimento muito além de apenas cumplicidade, mas de amizade indelével, de uma certa tristeza de algo que não se decifra com o olhar.

 Minha mãe tem se esquecido de muitas coisas ultimamente. Diz que a cabeça está parando de funcionar. O que ela jamais esquece é sua rotina com Nero. Ao anoitecer, ajeita os trapos do marmanjo na cama que fica no quintal e faz nele um chamego; ao amanhecer, dá a ele "bom dia, meu nego" e recebe de volta um fraco abanar de rabo, desajustado, mas sincero.

 Ao longo do dia, arruma sua comida, prepara para ele meticulosamente o remédio para as perebas na pele, outro para melhorar a tosse, ainda um para as dores na coluna, tem o que "ajuda a cabeça" e, por fim, um que promete a eternidade.

 O cão também não se faz de rogado em sua missão de bom companheiro. Esforça-se para manter um rosnado hipoteticamente ameaçador para peludos estranhos que passam muito perto do portão, ergue uma das orelhas quando ela o chama para fazer alguma graça e late de felicidade e com muito esforço sempre que ela chega de qualquer lugar.

 Muitos são os que reclamam de que os bichos estão sendo, por estes dias, mais bem tratados do que gente, mas a realidade é que os bichos, muitas vezes, sabem melhor da arte de ser gente, de ser velho e de cravar lembranças boas, inesquecíveis, no coração de amados entes.

16/11/2016

A CHEGADA DO PÉ DE FEIJÃO

LÁ EM CASA estamos em pânico. Biscoita, minha filha de 3 anos que também atende por Elis, vai levar para casa hoje um pé de feijão plantado na escolinha e que agora será de responsabilidade da família. Na minha cabeça, essa coisa de plantinha era algo que se aprendia mais perto de ir para a faculdade, não assim, de supetão, em tenra infância, colocando pais em desespero.

"Tem que cuidar do pé de feijão, pai! Colocar aguinha, adubo, mexer na terra." Ela já sabe de tudo. Não tivemos a chance de programar uma manhã de sábado para pegar o algodão, o grão, embeber em água e esperar brotar, crescer e imaginar histórias.

Ela também já sabe o que é um "legítimo esposo", pois vivemos fazendo casamentos de bonecas na varanda, sabe como "trolar" a mamãe falando que está com dor de barriga para não ir dormir, sabe juntar as letras e formar palavras, sabe cantar *Lua de Prata*, da Gal, quase me matando de tanta fofura.

Enquanto nossa menina aprendia sobre sementes, nascimento, caule, folhas, frutos, amor e vida, estávamos envoltos em discussões sobre Silvio Santos gagá, sobre o deputado eleito Alexandre Frota traçando destinos da educação no Brasil, sobre o medo de casais gays perderem direitos com o novo governo.

Em meio às aflições e dúvidas do presente, às vezes, perde-se o compasso de tentar melhorar as coisas do futuro incentivando mais as experiências que fomentam as milhares de

•••

sinapses das crianças e as do germinar de seus pés de feijão, que crescem cada vez mais rápido e trazem com eles novos valores a serem explorados.

"Pai, a Amabili ficou brava porque arranquei folhas do meu pé de feijão e ele ficou magrinho", disse minha menina.

"Ela está certa, filha. A gente precisa tratar bem os seres vivos. Sabia que dá até para conversar com as plantinhas?"

Em um retrato da turma da escola, com cada aluno agarrado a seu pé de feijão – enviado pela professora como prenúncio de nossas obrigações –, brincamos de comparações e de diversidade.

O do Joca ainda está pequenininho, o da Rebe criou folhas largas, o do Vini se espalhou todo no vasinho e o da Malu virou uma plantina discreta. São todos feijões, mas cada um à sua maneira!

Não sei como será a interação do pé de feijão de Elis com o temperamento explosivo de nossa pimenteira. Tenho receio de como ele irá se portar no dia a dia com a pasmaceira do alecrim e com a displicência da hortelã.

Para ser bem sincero, meu medo maior, na realidade, não tem nada a ver com a horta. Meu medo maior é o de que minha pitchuca suba rápido demais pelos ramos de sua plantina e nos deixe cá embaixo nos debatendo sobre as cada vez mais profundas dores do mundo.

Mas por que reclamo tanto desse escapar do tempo? Quem sabe seja justamente o aumento da velocidade desembestada do crescer dessas crianças o que traga, também mais velozmente, as soluções para nossos embaraços de caráter, de relacionamento e de empatia.

Então, nos resta cuidar muito bem e com carinho de nossa Biscoita e de seu recém-chegado pé de feijão, tentando aparar com delicadeza seus desvarios ainda verdes, imaturos, e celebrando o fortalecimento de suas flores, em sinal de sucesso de novos tempos.

14/02/2018

ENCANTOS E DESENCANTOS

A IDEIA ERA fazer uma surpresa para minha filha Biscoita e chamar uma de suas amigas queridas para juntos irmos ao cinema. Era certo que ela amaria o passeio ao lado da "the best", ainda mais para assistir *Encanto*, a nova maravilha para pensar na vida criada pela Disney, que ela adora.

Em princípio, o convite parecia ter sido aceito animadamente, mas um silêncio constrangedor surgiu no zap logo que eu disse à mãe da recheio – como vou chamar aqui a garotinha – que nenhum outro "adulto" iria conosco ao passeio e a dupla ficaria a cargo do "malacabado" cadeirante e pai, vulgo eu, mesmo.

"Ah, essas duas juntas pegam fogo e gostam de aprontar. Tenho receio da recheio dar muito trabalho. Fica para a próxima, tá? Beijo."

Meu desencanto foi imediato, daqueles que deixam marcas no coração bastante longevas. Estava, naquele momento, ganhando mais uma estaca que fixa, em mim e nas pessoas com deficiência, de forma geral, uma incapacidade projetada pelos outros, sem prévia discussão, sem contra-argumento, sem espaços de aprofundamento.

Dessa vez, o preconceito era requintado, porque respingava para além de mim. Minha cria estava sofrendo consequências da condição que não era dela, mas de seu pai. Uva amarga de chupar...

E como a trajetória da vida sempre faz curvas que nos remetem a refletir a respeito de nossas atitudes e posicionamentos, *Encanto*, uma animação com cores e texturas que abraçam a gente do começo

...

ao fim, tenta embutir na cabeça dos pequenos alguns conceitos acerca, justamente, de ampliação de olhares.

Em uma vila colombiana, a família Madrigal tem a graça de seus membros serem presenteados, logo na meninice, com um dom especial, que sempre irá servir para manter o equilíbrio da convivência de todos por ali.

Mirabel, porém, quebra a sequência de agraciados pela vela poderosa e, aparentemente, não recebe nenhum poder mágico. A história se desenrola com a menina oferecendo novas interpretações sobre o que é força, o que é beleza, o que é empatia, o que é coragem, o que é vulnerabilidade e, sobretudo, o que é entender o outro e a si mesmo.

Não romantizo os desafios de um cadeirante dar conta sozinho de uma criança espevitada solta em um shopping center ou em uma muvuca cosmopolita qualquer. Certa vez, tomei banho de Coca-Cola e dei pipoca para os corredores durante um passeio com minha pitchuca, que não topava carregar nadinha, mas, no final, voltamos para casa vivinhos e felizes.

Sempre me preparo para abrir a boca no mundo caso ela me escape em sua euforia de aproveitar a infância, sempre viro galinha choca quando percebo que uma situação pode colocá-la em risco, sempre olho dez vezes para todos os lados antes de fazer uma travessia com ela.

Nada disso nos dá 100% de segurança para nada, é claro, mas nunca será nossa opção viver em uma bolha ou nos entregarmos a uma dita realidade de que a rua será rude com as diferenças que impõem desafios de ir e vir, de escutar, de ver, de falar. Nos interessa muito praticar o amar, o construir nossos elos de pai, filha e, quando der, amigos.

Entendo e acho justa a preocupação de qualquer pai com seus filhos em uma situação nova. Acolho minhas vulnerabilidades, mas não vou jogar contra o meu direito de existir ao lado da minha filha, de assumir posturas de criá-la à revelia do que me incapacitam os outros e isso passa e passará por encantos e desencantos o tempo todo.

08/12/2021

SENSAÇÕES DE FAMÍLIA

DEVE SER COISA DA IDADE, da mente mais madura e um tanto mais alucinada pelo ritmo da vida. Tenho frequentemente congelado momentos cotidianos na cabeça, como se fossem quadros de Monet, cujos detalhes e textura a gente fica observando com admiração. E essas minhas pinturas mentais são monotemáticas, abordam situações em família.

Há algumas semanas, montando a árvore de Natal, minha filha Biscoita ficou mais empolgada que as renas de Papai Noel no dia 23 de dezembro. Ela olhava com fascínio para os enfeites, sorria largo a cada nova copa que se erguia no ornamento, vibrava em estar ali, com o papai e a mamãe num ato que simbolizava o início de um "tempo bom".

"Mãe, mas cadê a estrela da ponta da árvore?" Nunca havíamos pensado – muito menos sentido falta – no raio da estrela. Dias depois, ao chegar do trabalho, Elis me pede para cerrar os olhos, me empurra até a varanda e, numa alegria de primavera, grita: "Olha que linda a nossa árvore, pai! Agora tem uma estrela!", disse a menina após um passeio de comprinhas básicas no shopping.

Ainda por esses dias, catei uns trapos e, numa marinete voadora, deitei o cabelo lá para Três Lagoas, minha cidade natal, de surpresa, para visitar minha velha mãe, que sempre reclama, com razão, de minhas ausências.

Era tarde de uma quarta-feira quando bati palmas em frente à casa de número 32. Mamãe saiu de lá meio cambaleante, displicente.

•••

∴

Foi um susto, um chacoalhão nas ideias, uma aparente ruptura na lógica do tempo e da monotonia por ali. Minha velha demorou ao menos meia ampulheta para se dar conta do que estava acontecendo, de que era eu mesmo e minhas quatro rodas ali em casa, vindo da "cidade grande", assim, num repente.

A reação que vi da minha mãe foi inédita. Ela tremia, chorava, me abraçava e procurava lógica naquele momento que parecia tão improvável. "Mas como você aparece assim?" Fui tomado por um conforto e um aconchego e criei um *self portrait* mental à la Van Gogh de nosso abraço.

Por fim, tive a chance de ver Caetano se apresentando com os filhos Zeca, Moreno e Tom, no encerramento da delicada turnê de Ofertório.

Para um fã como eu, é um desbunde poder degustar quase de pé de ouvido *Trem das Cores, Reconvexo, Oração ao tempo, Boas-Vindas*, mas o melhor foi mesmo a nova pintura que gravei.

Em diversas ocasiões, o cantor e compositor baiano ficava hipnotizado diante da desenvoltura de seus meninos no palco, diante da reprodução, por eles, de suas obras-primas da música popular brasileira.

Quase babava de satisfação com a dança de um, sorria largo com o desempenho vocal do outro, parecia se orgulhar com os olhos depois dos dizeres afirmativos do mais velho, Moreno.

Existe um poder humano fantástico gerado pelas – boas – sensações criadas em família. São restauradoras do enfado da rotina, ligeiramente hilariantes, gostosas de rememorar.

Talvez seja algo ligado à natureza de nos manter unidos para enfrentar as intempéries do mundo lá fora ou uma espécie de liga divina para que consigamos nos tolerar depois das discussões das festas de final de ano.

Seja o que for, já há organizações sociais do Brasil e do exterior se preparando para fomentar iniciativas que retomem a importância do convívio, do momento em família, como mecanismo de proteção, aconchego e fortalecimento, principalmente, das crianças. Faz todo o sentido.

Para Rogério Veloso, representando o imenso carinho que tenho a meus leitores do Assim como Você

27/11/2019

A MENINA, A CADEIRA E A BICICLETA

ME DEU ATÉ ARREPIO nas partes quando minha menina, mais feliz que porco na lama, disse que queria passear de bicicleta lá pelo condomínio com a melhor amiga. Quando um cadeirante, como eu, precisa carregar uma sacolinha de supermercado, a emoção é certa. Então, ajudar uma criança de 5 anos com uma bike, é história para não esquecer jamais.

Para me ajudar – afinal, miséria pouca é bobagem –, o veículo estava guardado num cômodo do apartamento onde ou se respira ou se pensa. Fui puxando a danada pela parte traseira enquanto me equilibrava na cadeira de rodas. Minha filha, Biscoita, só incentivava: "Vai logo, pai! A Lou tá me esperando".

Terminada a primeira parte, faltava pouco. Era só enfiar a bicicleta no elevador, cruzar o estacionamento, subir uma rampa, equilibrar minha menina sobre as rodas, prestar atenção no percurso, tocar a minha cadeira de rodas, dar boa-tarde a quem passava, dar apoio moral para ela pedalar com firmeza, observar os obstáculos do caminho e segurar na mão de nossa senhora da bicicletinha para que tudo saísse bem.

Ah, ia me esquecendo de considerar que também tinha de passar álcool em gel em tudo e ficar ajeitando nossas máscaras no rosto.

Meu grande amigo Alex tem uma frase ótima em relação à realidade de pessoas com deficiência:

"Se você, 'serumano' comum, precisa matar um leão por dia, nós, os aleijados, precisamos matar a alcateia toda".

...

∴

Elis caiu quatro vezes. "Tudo bem, pai. Foi só um tombinho, nem machucou." Meu coração, durante a jornada, deve ter caído no chão umas mil vezes e a de conviver com algumas cicatrizes.

"Difinitivamente." como diz minha tia Filinha, não é fácil ver sua cria depender de forças que você não tem nem nunca terá. Para sobreviver, é preciso buscar na mente e no amor uma energia para tocar a bola, para empurrar, do jeito que dá, a bicicleta e a cadeira de rodas.

Por mais que eu imaginasse desafios para a paternidade "malacabada", estar diante de uma criança no auge de sua infância feliz em contraste com minhas limitações é um desafio emocional um tanto angustiante em alguns momentos. Ainda mais sozinho. Eu e ela.

E não há vitimismo nenhum nisso. É realidade. A vida é adaptável sempre, mas é preciso tempo e muita ajuda da aldeia para que o tambor ecoe um som tranquilo, acolhedor e que passe sensação de segurança.

Ela deve ter dado umas três ou quatro voltinhas com a bike e a encostou num gramado, só para facilitar para eu guinchar depois. Foi para o balanço onde um vizinho gente boa a empurrou até quase tocar o céu, até quase tocar minhas mãos que acompanhavam a brincadeira a alguma distância.

"Tá gostoso demais, pai!", gritou a menina, que se desequilibrou, mas ligeiramente se agarrou na corrente do balanço e evitou novo tombo. Crianças têm anjos atentos, a minha deve ter uma legião de prontidão.

Nos enfrentamentos da alcateia pelas pessoas com deficiência, se não há obviedade nisso, por mais que consigamos acalmar um ou outro leão, haverá sempre uma mordida aqui, um grande arranhão ali e um bocado de cansaço no final do dia.

E, mais, sempre sobrarão felinos prontos para digladiarem novamente contigo.

Para minha sorte, a aventura da bicicleta terminou numa noite tranquila, com minha leoazinha dormindo sossegada e se recuperando para mais breves aventuras em seis rodas ou em doze, afinal, ela já tem me pedido um par de patins. Poupe-me, coronavírus.

03/03/2021

ESCUTE SEU VELHO

– **DEMOROU PARA LIGAR**, hem? Achei que tivesse morrido. Esqueceu que tem mãe?

Fazia sentido a queixa e o tom de mágoa de minha velha. Havia quatro dias eu não telefonava, absorvido em demandas de todos os dias, apostando que a poupança emocional que tenho com ela jamais ficaria sem fundos, mesmo com saques sucessivos e poucos depósitos.

Mas o calundu de dona Marli tinha razões ainda mais profundas que a ausência do filho caçula. Mamãe havia caído no quintal de casa. Desequilibrou-se em meio a uma possível vertigem quase inevitável para os mais velhos durante as tardes do calorão sul-mato-grossense.

– Poxa, mãe. Doeu muito? Quem te ajudou? Como você tá se sentindo?

Ela estava sem humanos em casa, apenas com os dois cachorros, Fred e Bella, que entraram em desespero total quando viram a mãe atônita e estatelada no chão. Correram até o portão, latiram para a vizinhança, lamberam as feridas da dona ainda caída à própria sorte.

– Aqui no rosto ainda dói. Bati bem no toco daquela antiga goiabeira que podamos, sabe? – disse ela ao mesmo tempo que mostrava pela câmera do telefone uma imensa mancha roxa debaixo dos olhos e outra mais perto do queixo.

Naquele momento, entendi um pouco mais o tom ineditamente áspero do início da nossa conversa.

...

∴

Quando um velho cai ao chão, cai também um pouco de sua confiança, cai sua autoestima, caem as fichas do tempo que resta. Senti claramente que minha mãe estava carregando bem mais do que desconfortos físicos naquele momento. Ela queria tentar externar um lamento da alma.

— Acho que minhas costas se curvaram demais também e fiquei com uma dor chata na coluna. Também ralei o joelho. Fui me recuperando ali no chão mesmo, retomando as forças e me levantando. Tinha que reagir porque os cachorros estavam em pânico. Tô muito velha.

Durante uma tempestade dessas que a vida apresenta para a gente de tempos em tempos, com raios que ferem a alma, com trovões que abalam nossos silêncios interiores, com chuvas que remexem nossas seguranças, corri diariamente para o abrigo materno.

Ligava duas, três vezes por dia só para ter o conforto daqueles mantras tão bons, tão bons que só a mãe da gente é capaz de entoar: "Vai passar, filho. O tempo cura tudo. Vai ser para melhor. Pode contar comigo para o que precisar".

O caminho de volta do aconchego parece ser tão mais longo. Acomodadas minhas lamúrias, por que a frequência das ligações cessou? "Filhos, melhor não tê-los?"

Minha colega colunista aqui da *Folha*, a genial e sensível antropóloga Mirian Goldenberg, me fez um convite e um apelo para a Semana Nacional do Idoso, ou do velho, como preferimos usar com mais naturalidade.

"Jairo, vamos fazer um chamamento, uma campanha, dar um grito para que todos escutem os seus velhos. Eles precisam disso, eles precisam ser ouvidos, de preferência todos os dias."

Não sou adepto dos bordões que culpabilizam a gente com a ideia de que abandonamos quem sempre fez por nós. Não acho que isso ajude a mudar comportamentos, mas sou favorável ao exercício de aperfeiçoar a empatia e o olhar sobre as diferenças.

O roxo dos olhos sempre desaparece. Os matizes de uma velhice sem eco para suas tormentas internas podem se perpetuar até que reconheçamos que dá para agir e atenuá-las de forma simples: escutando nossos velhos.

29/09/2021

MINHA CRIANÇA ESTÁ APAIXONADA

ELA OSTENTAVA nas mãos o papel, rabiscado com canetinha vermelha, como se ali estivesse um mapa da felicidade eterna, como se fosse um troféu por ter vivido um dia de glórias. Em princípio, só me mostrou uma das faces, devidamente didática e fofa.

"O Jobim escreveu os nomes de todos os estados do Brasil aqui, pai. E olha só que interessante, ele colocou Mato Grosso do Sul e, depois, Minas Gerais, os lugares onde moram meus avós. Você acha que foi coincidência?!"

Há alguns dias percebo um encantamento florido de minha Biscoita pelo Jobim e, ao virar a folha com os dados geográficos, estava lá a comprovação e o real motivo do apego. Tem no ar uma paixão infantil, honesta e devidamente adornada por valores de amizade e afetos que cabem na ingenuidade e na meninez de minha pequena, e quem sou eu para querer tolher uma emoção, uma vez que ela foi feita à base de profundos bem-quereres?

"Elis, você é minha melhor amiga. Nosso laço nunca vai se soltar. Ele está do tamanho de mil elefantes. Te amo."

O menino, entendi depois, estava retribuindo um desenho que ela tinha feito para ele, que também acompanhava dizeres a respeito do quanto é bom ter um amigo e que delícia é poder expressar que gostar é bom, que o mundo precisa de mais gente com sentimentos dos coraçõezinhos.

Claro, eu quis investigar um pouco a paixonite. "Filha, mas esse laço de vocês ficou mais forte nos últimos dias por qual razão? Foram os ensaios da festa junina?"

•••

"Foi, pai. Ele foi muito gentil comigo, paciente, engraçado. Então acabamos ficando muito amigos."

E ainda há quem duvide no poder avassalador da escola no emolduramento de valores muito além de letras, números, regras e competitividade. A sala de aula e suas extensões forjam acolhimentos das diferenças, despertam saberes sobre o humano, capacitam o olhar para reconhecimentos de direitos, de afagos e, também, de autopreservação.

Aos afoitos, pitchuca não vai namorar, não está sendo estimulada precocemente a nada e em casa sabemos das delicadezas dessas questões. O respeito ao ser criança em toda sua plenitude é objetivo sempre perseguido, com erros natos de qualquer experiência com seres viventes.

Ela, porém, é livre para reconhecer dentro de si a produção do combustível que nos impulsiona e nos abastece para acreditar que dá para sermos melhores uns com os outros, que o sentido da jornada se amplia quando nos conectamos àquilo que nos faz bem, que podemos praticar amor de formas simples e sem "princesamentos" toscos.

Crianças mais afetuosas podem abrir caminho para romper tantas distâncias que guardamos de sensações de proximidade na vida adulta, com dificuldades para entender solidariedade, amores diversos, formas múltiplas de manifestação de existir. Andamos muito sozinhos, é só observar.

"Pai, você escreve uma coisa bem bonita no jornal sobre esse desenho para eu poder lembrar para sempre? Ah, e posso colocar na parede do quarto?"

Agora vou me preparar para o arraiá e para a dança dos amigos dos desenhos adornados com motivos de amor.

O Jobim já está lá, devidamente colado, até que surja um dia, quem sabe, um Vinicius, um Toquinho, um Carlos ou qualquer poeta ou poetisa que floreie os dias da menina e a faça se sentir novamente muito feliz.

22/06/2022

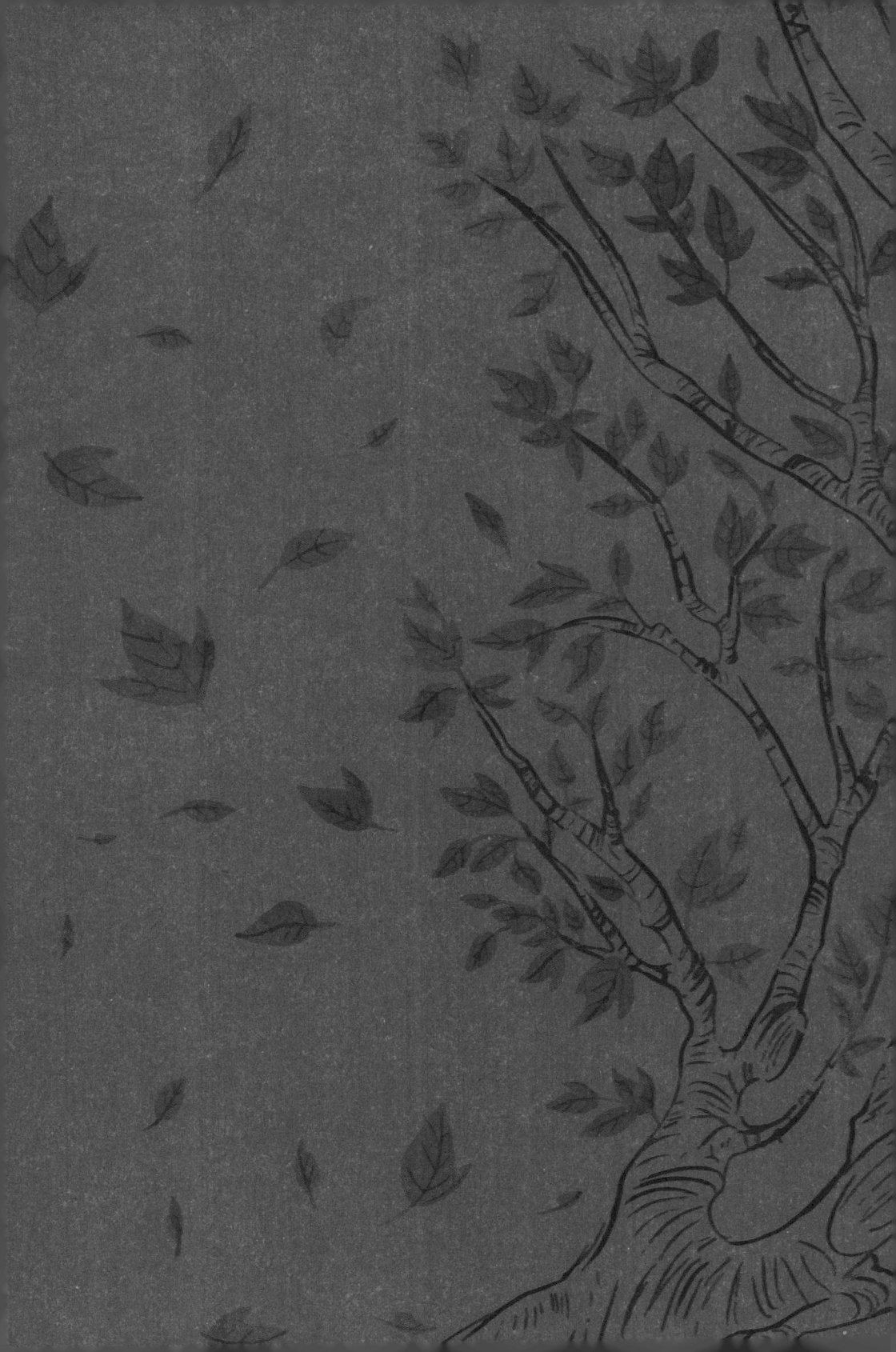

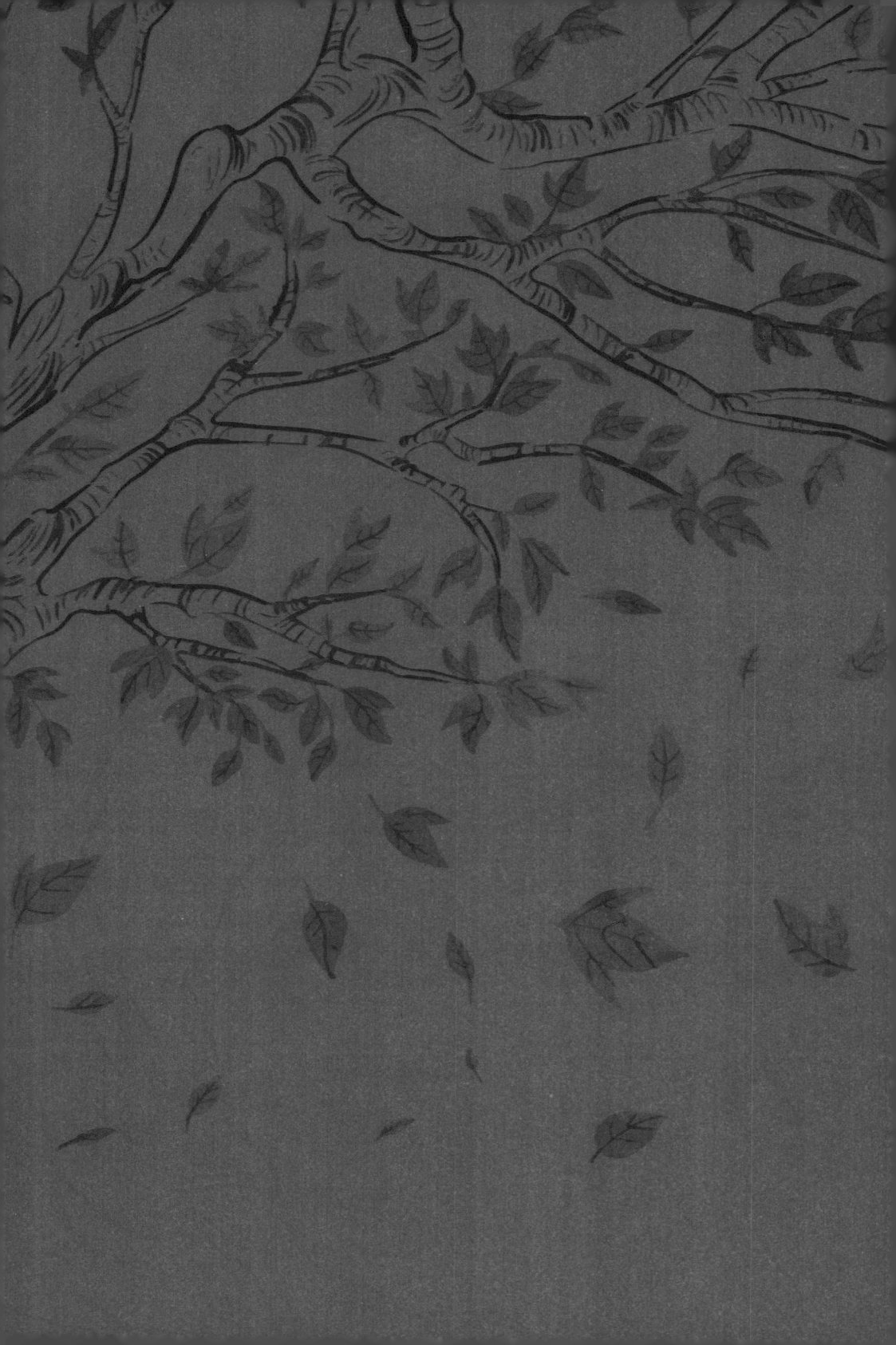

PARTE 2

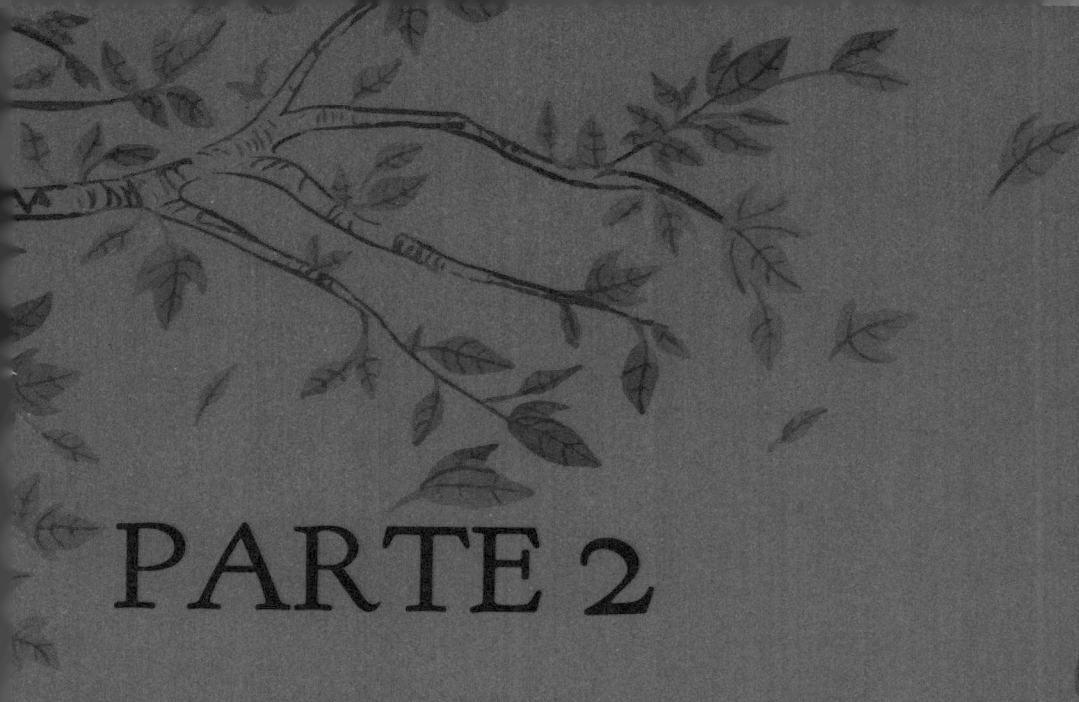

O regador, o adubo, a sombra e o sol

"O sacolejar provocado pelos buracos de rua faz tremer, além da cadeira de rodas, a segurança de ser benquisto, o desejo de querer ir além da porta da própria casa."

O VALOR DA INCLUSÃO É CONTAGIANTE

ESTAVA TUDO BEM, até ela entender que eu não conseguiria brincar em todas as atrações do parque aquático, passeio aguardado com ansiedade para celebrar as férias de meio do ano, a primeira grande aventura sem o anteparo da presença da mãe.

O sentimento com o entrave era desconfortável, revoltante, mas dentro de mim veio também uma convicção de satisfação: minha filha já tinha, ao 7 anos de vida, plena consciência do valor da inclusão e da acessibilidade para todos. Estava contagiada com valores inclusivos.

"Pai, vou lá conversar com o guarda-vidas para saber se você pode entrar no riozinho com a cadeira de rodas, tá?"

Ela volta animadíssima, depois do papo com o funcionário do parque que, seguramente, ela alongou para além de sanar uma dúvida. Estava radiante.

"Vamos, pai, você pode ir comigo! Vou só voltar lá para ele me falar onde é o caminho. É rapidinho."

Era realmente permitido entrar no tal riozinho com a cadeira, mas no propagado maior parque aquático do país, "esqueceram" de pensar que era fundamental um acesso por rampas e planejado para pessoas com restrições de mobilidade. Só escadas levavam à água.

Biscoita ficou inconformada, mudou o humor e o ânimo completamente e perdeu parte da graça de se divertir naquela imensidão molhada. "Não vou sem você. Não podem fazer um brinquedo sem acessibilidade." •••

. . .

Na minha cabeça, só pensava que, naturalmente, a sensação de exclusão que vivi durante toda a minha jornada "malacabada" havia sido transmitida de maneira contundente para minha criança.

Embora houvesse mais gente que poderia acompanhá-la onde eu não pudesse ir, não havia maneira de devolver a ela o espírito festivo de aproveitar o dia calorento naquela abundância toda de refrescância.

Quando uma situação dessas acontece, imediatamente se instaura na gente – os excluídos – uma sensação de não pertencimento, de não ser benquisto em determinado lugar. A reboque vão a família, os amigos e agregados.

Quem vai junto quer estar junto em tudo. O compartilhar é parte de qualquer boa experiência. Para uma criança, sobretudo, a memória de desfrutar de uma cachoeira, mesmo que artificial, se perpetua quando envolvida com afetos.

Outras piscinas também não tinham acessibilidade – e isso era num parque novinho, recém-inaugurado, sob a pressão da lei que exige acesso universal – e, com isso, Elis apenas molhava o pezinho onde eu não podia ir, por melhor e mais divertida que parecesse a prainha artificial de ondas.

Tentei explicar para ela que viveremos muitas outras situações assim, em que o papai vai olhá-la de longe, tirando proveito da alegria dela em vez de uma satisfação diretamente minha, e que isso, infelizmente, fazia parte da construção de um mundo com mais equidade, que ainda vai demorar décadas para ficar pronto.

"Não é justo, pai. Só vou brincar contente onde você possa ir também, não tem jeito. Tava escrito no site que era acessível, pai."

Exausta ao final do dia, ela ainda teve paciência para cumprirmos o combinado: fazermos uma queixa formal em relação aos problemas de acesso. Ajudou a preencher o formulário e fez o arremate que "tinha certeza" que na próxima visita tudo seria ainda melhor.

10/07/22

OS SUPERPODEROSOS

COMPLICADO ADMITIR isso publicamente por causa da repercussão que pode dar e dos favores que vão me pedir, mas vamos lá: tenho um superpoder, o da invisibilidade. Diversas vezes, não notam a minha presença nos lugares e não falam comigo.

Pessoas com deficiência e os idosos, de forma geral, ganham dons sobrenaturais. Os cegos podem ficar resistentes ao som, pois há quem fale com eles gritando. Os velhinhos voltam a ser crianças e são tratados com "gut gut" e mimos. Já os surdos passam a ser imunes à emoção. Pode-se falar o que bem quiser na presença deles, afinal, eles não ouvem, logo não sentem.

Um dos locais em que meu superpoder mais se manifesta é em centros de compras. Entro na loja, rodo, me enrosco nas roupas e ninguém me vê nem me atende.

Minha invisibilidade, em alguns casos, é tão grande que, quando estou acompanhado, escolho lá uma pula-brejo qualquer para comprar, experimento e, quando me dirijo ao caixa, é para quem está comigo que perguntam: "Vai ser com cheque ou com cartão?". Isso também é comum em bares e restaurantes: "Ele vai comer o quê?".

Já entrei no Museu Rainha Sofia, em Madri, sem que me falassem nada nem me pedissem ingresso, como é feito com os outros visitantes. Fui considerado café com leite. Se tivesse uma pochete de turista um pouquinho maior, *Guernica*, do Picasso, corria sérios riscos.

É duro ser ignorado ou mesmo que finjam que não estou presente. Talvez o fundo disso seja um conceito errado de que

...

...

cadeirantes não falam ou mesmo que terão reações estranhas quando abordados.

Entendo que haja receio e uma falta de, digamos, habilidade para rolar uma interação entre uma pessoa com deficiência e um "mortal" comum. Mas o pior dos mundos é imaginar que quem tem algum tipo de limitação física ou sensorial não pode nada, é um estrupício.

Mesmo nos casos de deficiências severas, as pessoas, à sua maneira, se comunicam, atuam em sociedade, são capazes de manter relação com o outro. Basta querer entendê-las. E outra: elas sabem que estão "em desvantagem".

Então, afora exceções, cegos podem ouvir perfeitamente. Não é preciso berrar no ouvido deles. Os surdos são capazes de entender a comunicação dos falantes. E, por fim, cadeirantes podem interagir.

22/05/2010

DEIXA QUE EU TE EMPURRO!

É ASSIM MESMO que rola, com a conjugação verbal torta que nem meu pé direito: tira a mão daí e deixa que eu te empurro! Cadeirante solto na rua é frequentemente alvo da intensa solidariedade do brasileiro, mesmo que, em alguns momentos, a gente não precise ou não queira uma ajudinha.

Não, não somos um povo ingrato e revoltado que não reconhece a boa vontade alheia. É que, em algumas situações, queremos nos virar sozinhos. Sacam aquelas voltinhas que todo mundo dá pra espairecer as ideias? Então, cadeirante também quer dar suas rodadinhas para pensar na vida, na morte da bezerra, ou mesmo pra esticar os músculos.

Há também momentos em que a recusa da ajuda se dá por pânico de tomar um capote na rua. Cadeira de rodas não é igual a carrinho de supermercado. Caso o condutor seja barbeiro e vá conduzindo de qualquer jeito pelas calçadas esburacadas das cidades, os paraplégicos – com os membros inferiores afetados – correm o risco de ficar tetraplégicos, com comprometimento de braços, tronco e pernas. Se eles forem tetras...

O mais comum, porém, é a pessoa com deficiência que usa a cadeira nem ter tempo de dizer que não precisa de ajuda. Quando vê, já está sendo empurrado mesmo querendo ficar parado. Aí é segurar firme na mão de nossa senhora da bicicletinha. No caso dos cegos, quando percebem, já os fizeram atravessar a rua, talvez sem que eles precisem.

...

•••

Sou tão escolado com os empurradores muito solidários que, quando identifico um, tento mudar de rumo. Esses, além de insistirem ao máximo, sempre puxam aquele papo: "Que vida dura, heim? Foi acidente? Caiu do berço? É doença, né?".

A solução também não é abandonar os cadeirantes soltando os bofes para fora pra conseguir vencer uma rampa íngreme ou deixar as pessoas com deficiências visuais trombarem numa caçamba de lixo mal colocada. A mãozinha, diversas vezes, é muito bem-vinda. E pode acreditar: se precisarmos dela, vamos pedir.

O que funciona melhor são frases do tipo: "Você precisa de ajuda? Como devo fazer?". E deixe claro, quando aceita a oferta, até onde o cadeirante será empurrado, até que rua o cego será conduzido e até que esquina será levada a sacola do idoso que usa bengalas.

Também não vale só dar um soprinho de ajuda, para pagar promessa de fim de ano, e abandonar o cadeirante num passeio sem guia rebaixada, o cego num cruzamento perigoso.

No ano passado, juntei lá meus 200 réis e fui a Nova York. Lá, mesmo nas ruas lotadas em pleno verão, não me empurraram nenhuma vez sem um pedido explícito meu. E só uma vez ouvi: "Do you need some help?". E era uma situação que eu, flagrantemente, não resolveria com a cadeira.

Não acho que o sistema de lá seja melhor ou que os americanos lidem de forma mais avançada com as diferenças. É muito bom viver num país como o Brasil, com tanta gente disposta a fazer pequenas ações cotidianas pelo bem-estar do outro.

Mas, para uma convivência mais harmoniosa, legal seria encarar aqueles que parecem mais frágeis fisicamente como pessoas assim como você, que, vez ou outra, precisam de uma mãozinha, mas que também têm momentos de caminhar – ou rodar – livres como o vento.

25/05/2010

DEZ DICAS PARA SER MAIS INCLUSIVO

MEU POVO, o Natal está chegando, o espírito vai ficando mais levinho e aproveito para dar algumas dicas que boa parte das pessoas não faz ideia de que podem fazer a diferença no dia a dia de pessoas com deficiência, essas tais que estão na moda. Espalhem!

1) Pergunte antes de ajudar e como se pode ajudar: cadeira de rodas não é carrinho de supermercado, e cegos parados na esquina nem sempre querem atravessar a rua. Uma mãozinha pode ser útil, mas pode ser também um baita estorvo.

2) Não desvie as crianças de pessoas com diferenças físicas ou sensoriais, nem as mande ficarem quietas. Se houver abertura, deixe que elas interajam, que aprendam um pouco a respeito da diversidade na prática.

3) Pessoas down costumam ser amáveis. Aceite um abraço, uma declaração de amor, mas não inferiorize a forma de pensar e de se relacionar desse público. Em uma conversa, tenha em mente que ritmos de vida não precisam ser a jato ou extremamente objetivos.

4) Ao se relacionar com uma pessoa com nanismo, contenha o ímpeto de fazer qualquer piada que remeta à Branca de Neve, pois esse grupo social passa parte do tempo tendo de tolerar gracejos. A pessoa com deficiência "aceita brincadeira", é do jogo, mas procure ser original.

•••

5) Parte dos surdos faz leitura labial, é uma técnica, não uma forma de adivinhação. Para colaborar, fale normalmente, não precisa ir articulando as palavras vagarosamente ou de maneira caricata. Para os que usam a língua de sinais, interaja com gestos – caso não souber Libras –, com criatividade, com símbolos. Há muito além da voz e palavras em uma comunicação.

6) Pessoas com autismo podem ter dificuldades de tolerar múltiplos estímulos, como várias crianças falando ao mesmo tempo ou um ambiente com muitas informações visuais, por exemplo. O ideal é tentar preparar a pessoa com antecedência para a situação que virá.

7) Resista a "abanar o rabo" para cães-guia em trabalho. Não é uma regra, mas os bichos podem se distrair ao receber um mimo e ficarem desconcentrados na missão de conduzir seu tutor.

8) Não use o banheiro acessível se não tiver necessidade dele. Pessoas com deficiência são mais vulneráveis a contaminações e uma "casinha" com menos uso pode ser a mais segura para a saúde de quem tem de tatear o vaso sanitário, usar sondas urinárias, amparar-se em barras de apoio.

9) Embora costumem ser bem "tortinhos", paralisados cerebrais podem ter papo reto, não são eternas crianças. Não coloque limitações nas pessoas além das óbvias impostas pelas deficiências. Não projete nos outros incapacidades que são suas.

10) Faça do mundo próximo a você um lugar plural: cobre que a padaria da esquina tenha rampas e acessos, que a escola de seu filho tenha livros a respeito de diversidade e que pratique a diversidade abrigando todo tipo de criança. No ambiente de trabalho, entenda que quanto mais misturadas as características das pessoas, mais potencial criativo e com visão de futuro será o negócio. Comemore sempre o arco-íris, respeite os dias cinzentos, mas entenda que sempre é possível criar novas cores.

15/11/2017

CADEIRA DE RODAS NÃO É PRISÃO

ELENQUE, RAPIDAMENTE, umas dez palavras que remetam o seu pensamento a uma cadeira de rodas. Dor, revolta, doença, pena, tragédia, quebradura, fragilidade, dificuldade, exclusão e prisão são fortes candidatas a serem lembradas, imagino eu.

Realmente, caso a sua referência seja aquilo que os bombeiros trazem esbaforidos para o departamento ao serem acionados porque a mocinha do financeiro teve um "quentão" – como se diz lá na minha terra quando alguém tem um mal súbito –, os termos fazem algum sentido.

Existem também aquelas cadeiras medonhas que aparecem na TV conduzindo velhos mal-humorados em casas de repouso e aquelas coisas entregues aos pobres às vésperas de eleição por políticos bonzinhos que o diabo gosta.

Mas, para um montão de gente, cadeira de rodas passa longe de ser esse objeto tão cheio de estigmas e com aspecto de peça do museu dos horrores. Passa longe de ser um poço de amarguras e de sensações depressivas. Passa longe de ser apenas uma forma de acondicionar gente para levar daqui para acolá.

O veículo usado por cadeirantes, que incorporam até sua condição ao objeto, faz a diferença para a continuidade da vida e conduz o povo quebrado para a construção de realizações quaisquer que se permita sonhar (com uma mãozinha de inclusão, acessibilidade, sensibilidade, é claro).

•••

A cadeira promove a liberdade, a independência, a autonomia e só aprisiona aqueles que mais valorizam aquilo que perderam do que acreditam naquilo que lhes restou.

A associação entre clausura e deficiência, tão disseminada pela mídia, é obtusa, é devastadora para a valorização do ser humano em sua integralidade, e não apenas em sua capacidade de dançar o *Tchan*.

Por mais que parafernálias diversas estejam sendo testadas mundo afora, uma cadeira bacaninha, que respeite a anatomia dos corpos, que seja leve, confortável, bonitona e prática pode colocar o brasileiro no centro da pista de dança, na sala de diretor, no topo da montanha, no altar e na maternidade.

Muita gente acha que a vontade máxima de um cadeirante é ser picado por uma abelha e, num pirlimpimpim, ficar em pé, dar uns passinhos e gravar um vídeo para botar nas redes sociais fazendo inveja para os amigos não contemplados.

Embora isso seja factível, pessoas com deficiência querem, racionalmente, é ter qualidade de vida com a condição que possuem, com todas suas "tortices", o que passa por um apoio de locomoção digno, funcional e viável economicamente.

No Brasil, os melhores aparelhos que garantem o ir e vir básico de milhares de pessoas são produzidos no exterior, custando valores que, como diria minha tia Filinha, "difinitivamente" são escorchantes. Modelos manuais valem até R$ 20 mil, os motorizados podem ser mais caros que meia dúzia de Variants amarelas, valendo até R$ 40 mil.

Não tenho orgulho de andar em uma cadeira de rodas, mas não me envergonho de precisar dela nem me apequeno por isso. A minha liberdade e a de milhares de outras pessoas com deficiência no país não passam pelo objeto que usamos para nos deslocar, mas pelas condições reais que a sociedade nos oferta para voar.

26/03/2014

O BALÃO VAI SUBINDO

"PESSOAL, VAMOS NOS PREPARAR para o pouso. Agora vai, e será no meio do milharal. Pode balançar um pouco e até ficarmos meio tortos, mas vai dar tudo certo", disse o piloto do balão, para o meu completo desespero. "Meio torto", pensei... se eu entortar mais, curvo de vez.

Eu nem sabia, para falar uma verdade, que o rapazinho que bota fogo para o danado subir era chamado de piloto. Achei chique, mas ele bem poderia ter-me poupado daquele "gran finale" emocionante, mas o que não fazemos pelos nossos filhos?

Eram 3h30 quando acordei Biscoita para uma "aventura inédita" de véspera de aniversário de 6 anos, um passeio surpresa de balão, lááá em Boituva, nos arredores de São Paulo. A ideia foi da mãe; resisti, mas acabei convencido de que poderia ser uma memória para a vida inteira.

"Pai, é a primeira vez que acordo a esta hora. E para uma surpresa!" Até hoje me pergunto se o mais importante para Elis foi o despertar inusitado na madrugada ou, de fato, foi o prazer da aventura pelos ares.

Tô velho e a pandemia e as coisas da vida me deixaram ainda mais ligado ao chão, ao tomar um quentão e comer pipoca quietinho, fincado na terra, ao redor da fogueira, em vez de me lançar com cadeira de rodas e tudo ao léu, pelo céu, sem paraquedas nem chapéu. Mas fui, afinal prometeram que tudo seria acessível e tranquilo.

"Mas a gente vai voar com essa garoazinha, mesmo? Não vai balangar muito?", perguntei eu mais para nossa senhora da

• • •

bicicletinha do que para qualquer outra pessoa que pudesse me dar atenção.

Biscoita estava vidrada, encantada com a possibilidade de ver tudo lá de cima, de afastar-se, mesmo que por minutos, desse mundo virulento, cheio de medos, cheio de "não pode", de afastamentos. No alto, a imaginação fluiria com toda a força gerada pela infância.

E não era enganação do tipo "olha a cobra!". O balão era mesmo acessível, com uma cadeirinha que se deslocava de dentro para fora da cesta para que uma pessoa com restrições de movimentos pudesse se acomodar de forma mais confortável e, depois, voltar para dentro da estrutura e voar.

Havia um cinto de segurança para o caboclo ficar firminho e até uma espécie de abertura na estrutura para que, sentado, o aventureiro pudesse ver tudo ficar pequenininho lá embaixo.

Elis vibrava por ela e, certamente, por mim, por podermos, juntos, saber que, lá do alto, "o mundo fica bem mais divertido... até quem tem mais idade, mas tem felicidade no seu coração".

"Pai, é muito gostoso, nem balança. Olha os cavalos, pai! Pai, olha a cidade ali. Pai, acordei às 3h30! Pai, te amo."

Fiquei com medinho, é claro, afinal, não estava nos planos me esborrachar despencando das alturas – o que não é projeto de emoção de nenhum debilitado das partes –, mas como não deixar o coração quentinho com sua cria feliz como pinto no lixo ao saber que dá para chegar bem pertinho das nuvens?

O piloto tentou baixar o danado do balão um par de vezes, e nada. Quando o vento bate, muda a vida, muda o clima e mudam os rumos de qualquer coisa. Na tentativa de dominar os ares, viramos pena flutuante cujo destino está na mão de um certo acaso, quem sabe do destino, de algum propósito, sempre com algum nível de não controle.

Pousamos mesmo no meio de um milharal. "Fiquem tranquilos, que logo o resgate vem", disse o homem do fogo. Imaginei o Samu, um bombeirão sarado, ambulância vindo socorrer a todos nós. A equipe era muito preparada e foi só um sustinho. Se puder, leve seus pequenos para voar.

23/06/2021

O FIM DOS PORTEIROS E DA GENTILEZA

UM CONDOMÍNIO de Juiz de Fora (MG), proibiu, depois de uma assembleia, que os porteiros ajudassem uma moradora cadeirante a subir uma rampa íngreme que liga o estacionamento, no subsolo, até a entrada do prédio. Alegaram, em resumo, que é privilégio demais para apenas uma pessoa, além de questões de segurança.

Se a moda pegar e a Justiça permitir, em breve, também estarei em um mato sem cachorro. Quando chego em casa e paro a Kombi no estacionamento, logo vem o Carlos ou o Ivanildo me dar um apoio para vencer um "subidão" até o hall. Demoram menos de um minuto, cronometrado, para dar uma mãozinha.

Penso que, se o lugar onde moro não possui condições para que o meu deslocamento seja feito de forma tranquila e independente, os funcionários do prédio podem me auxiliar sem prejuízo a ninguém para ter esse "bem-estar".

Entendo, "di certeza", que cada vez mais os condomínios são alvos de ataque de bandidos, mas achava que isso era uma questão de segurança pública, obrigação do Estado, e não que porteiros seriam agora "Rambos" destinados à proteção comum.

Fico imaginando se os meninos da portaria lá do "condomínio da proibição" ficarão privados de ir ao banheiro, afinal, um desarranjo intestinal pode roubar muito tempo. O porteiro que faça nas calças, que segure o pensamento?

E também não vão poder sair da guarita para assoprar o dodói do encapetado moleque do 21 que se ralou no playground. E nem

•••

pensar em ficar dizendo para a criança "calma, não foi nada, sua mãe já vem". Seria puro privilégio do infante e roubaria tempo.

Seu Rosevaldo, do 47, que arrebente as veias do pescoço para carregar aquela sacola pesada da volta da feira. Ninguém está autorizado a ser gentil com ninguém no prédio. É a lei do "se vira que você não é caju".

E, como diz minha tia Filinha, "difinitivamente" não pode pedir ao porteiro para receber aquele primo que vem de Caxambu e vai chegar bem na hora em que você está trabalhando. Nada que não seja apertar o botão de destravar o portão, ficar zarolho de tanto mirar monitores de segurança ou vigiar os carros no estacionamento é permitido.

Cada vez mais, os condomínios estão se transformando em empresas e impondo aos moradores a mesma lógica das firmas: apresente seu crachá na entrada, cuidado que há câmeras de vigilância olhando sua mesa... de jantar, é proibido falar alto, não é permitido ter cachorros, não traga pessoas estranhas, separe o lixo, cumpra todas as metas, não olhe para os lados!

A necessidade de aperfeiçoar a proteção dos condomínios não pode garfar o prazer de chegar ao aconchego do lar para quem quer que seja. Para alguns, é preciso uma mãozinha na rampa, para outros, um favorzinho de abrir a porta. Isso não é dar mais direitos a um do que a outro, isso é agir com gentileza, é a evolução do bicho para o ser humano.

Torço muito para que os moradores lá do "condomínio da proibição" tenham vivido apenas uma histeria coletiva quando aprovaram uma medida alegada para o bem de todos, mas que, na realidade, asfixia a gentileza, humilha os direitos individuais e ignora a dimensão da importância de um porteiro. E até a próxima assembleia.

18/01/2011

A LOIRA DO BANHEIRO

DIA DESSES fiquei mais bravo do que cachorro de japonês com uma loira de cabelos sebosos em um shopping aqui de São Paulo.

Funcionária de uma loja, ela se viu no direito de usar o único banheiro acessível do andar com a justificativa de que "tinha pouco tempo de almoço" e ali não tinha fila. E mais, segundo ela, "não há lei" que a proíba de retocar a maquiagem no espaço reservado para pessoas com deficiência e pessoas com mobilidade reduzida.

Reconheço que o banheiro acessível – aquele com o símbolo de uma cadeira de rodas na porta – disponha de vantagens que convidam para o uso os mortais comuns: é ligeiramente maior, tem aquelas barras de apoio, sem falar que é difícil faltar papel higiênico, uma vez que muita gente usa o local inadequadamente como depósito.

Acontece que essas "vantagens" estruturais têm razões práticas. O espaço mais generoso é porque não rola deixar a cadeira de rodas na porta, levantar e usar o WC.

Tem que entrar com quatro rodas mesmo. Para os cegos que arrastam cão-guia, também é preciso maior metragem, ou alguém consegue imaginar um cachorro naqueles cubículos junto com o dono? As barras de apoio servem para ajudar que os desequilibrados, como eu, consigam se transferir da cadeira e se manter firmes no trono.

Mas, voltando à loira do banheiro, tudo aconteceu quando eu esperava para usar a casinha, que ficou ocupada por cerca de 15 minutos por uma morena, também funcionária do shopping. Quando ela me viu na porta, batendo palmas, quis se transformar no

...

Belchior e sumir. Ela me pediu desculpas, e bola para a frente. Antes disso, chegou a loira, ignorou a entrada do banheiro feminino e ficou do meu lado, esperando vaga no acessível.

"Moça, esse banheiro é reservado", quis eu alertar. "Eu sei, mas a lei obriga que haja o espaço acessível, e não que ele seja exclusivo para vocês", declarou a rábula com desdém. Naquele momento, como diz um amigo meu chamado Wadê, "eu pirei". Era só o que falta, ter de criar leis para que as pessoas sejam cidadãs, tenham bom senso, ajam com o mínimo de dignidade com o outro.

Existe uma lógica de as pessoas com deficiência defenderem o uso exclusivo do banheiro acessível. Imagine você, depois daquela coxinha criminosa devorada no pé-sujo da esquina, procurando desesperadamente um lugar para se livrar do pesadelo. Para os "normais", um banheiro público oferece diversas opções de relaxamento com mais ou menos coliformes, mas oferece. Para cadeirantes, quando existe UM, já é um alívio, literalmente. Agora, se esse UM estiver ocupado por quem poderia usar outra casinha, é de chorar de tanga no meio da rua.

O banheiro exclusivo também é importante por uma razão de saúde. Pessoas que tiveram lesão medular – devido a um acidente, por exemplo – ficam mais suscetíveis a contrair infecções urinárias. Num ambiente com menos uso, o risco de contaminação pode ser menor. Sem falar dos cegos que, por motivos óbvios, se expõem menos num banheiro menos frequentado.

Entendo que não é preciso lei que regule o respeito às diferenças. Um bocadinho de informação e um pouco mais de compreensão talvez acabassem de vez com as assombrações e indignações por causa de banheiros.

6/07/2010

LUGARES QUE NINGUÉM QUER

SABE AQUELA AFLIÇÃO que se tem quando a sessão de cinema está lotada e, como você é o último da fila, sobraram apenas aqueles lugares bem na frente, que ninguém quer?

Então, eu nunca passo por isso. Afinal, é ali, na maioria das vezes, o espaço reservado para as pessoas com deficiência ou arruinados temporariamente dos movimentos, os lugares que ninguém quer. Aqueles que os mortais comuns olham e dizem: "Ih, aí não! É muito ruim".

Fico imaginando a cena da elaboração dos projetos de construção dessas salonas com som de altíssima tecnologia, telas imensas e escadarias de deixar Scarlett O'Hara com inveja: "Aqui nesse espaço que sobrou embaixo? Coloca os cadeirantes. Eles quase não aparecem no cinema. Tão tudo no hospital".

Por gostar demais da sétima arte, esqueço que tenho pescoço e me abstenho de entender algumas legendas e cenas, mas encaro as salas de exibição punks para quem tem limitação de movimento.

Como os lugares reservados são péssimos, fico isolado da humanidade, lá embaixo.

Quando fui ver *O Segredo de Brokeback Mountain,* um desses meninos que, na minha terra, costuma-se dizer que têm o sebo do rim derretido, insistiu em me fazer companhia. Chorou o filme todo e fiquei numa situação esquisita. Nunca vi alguém querer fazer amizade numa sala de projeção.

De vez em quando surge uma boa alma que quer ajudar a gente a ficar mais para cima e ver o filme de maneira mais con-

•••

fortável. Numa dessas, quase me lasquei. Não tenho mais idade para essas coisas, mas cedi aos encantos de um lanterninha que se ofereceu para me arrastar degraus acima e ficar mais pimpão, no alto. Pior bobagem.

A sátira de Woody Allen acabou virando um dramalhão. O filme acabou, todo mundo se mandou, já passavam aqueles créditos que só os parentes de primeiro grau dos envolvidos ficam para ler, e eu ali esperando o lanterninha para me ajudar nas escadas. Fui salvo pela tia que faz a limpeza.

E, "difinitivamente", como diria minha tia Filinha, não são só os cinemas que "reservam" os lugares que ninguém quer para o povo que não anda ou anda com dificuldade. Casas de show, teatros e espaços públicos adotam a mesma prática.

Uma amiga, também abatida pela guerra como eu, juntou parte do ordenado de meses de trabalho para poder comprar o melhor lugar para assistir ao show de um ídolo: aquele menino "rebolativo" e que canta fino, de Nova Jersey (EUA), o Bon Jovi, que veio ao Brasil em outubro.

E não é que ela foi impedida de comprar o ingresso para ficar no gargarejo cantando *Misunderstood*? Alegaram que os lugares para cadeirantes eram outros, bem distantes do palco, aqueles que só com muita fé em nossa senhora da bicicletinha é possível crer que viu o astro.

Até posso entender que haja limitações técnicas, de espaço ou de segurança que impeçam, em algumas ocasiões, dar à pessoa com deficiência o poder de escolher o lugar onde pretende ficar para se divertir, mas, às vezes, é má vontade o que rola. Mas seria bacana, por uma lógica minimamente cidadã, que esses lugares fossem os melhores, e não aqueles que ninguém quer.

17/08/2010

TARADOS POR ELEVADOR

O JOGO ERA DURO. Na disputa, estávamos eu a bordo da cadeira vermelha, uma mãe pilotando um carrinho de bebê e uma senhora miudinha aparentando uns 70 anos. A missão era conseguir espaço na próxima passagem do disputadíssimo elevador do centro de compras.

Quando a porta da almejada condução se abriu, dei vantagem para as minhas "adversárias" avançarem, mas quem ganhou o exíguo espaço disponível foi mesmo um desses garotões que têm mais músculo do que geladeira da casa de pobre. O cabra não titubeou, driblou pela lateral e deixou nós três para trás com cara de "affmaria".

Fico impressionado com a tara de algumas pessoas por usar o elevador. De fato, deve ser mais cômodo que encarar escadas rolantes que são arejadas e ninguém fica preso nelas, mas tem gente que dá uma exagerada no medo de perder a viagem.

Eu bem queria poder subir os degraus que se movimentam dando tchauzinho para a galera, mas, para encará-los sobre rodas ou tendo limitação de mobilidade, é prática radical demais e segura de menos para quem aprecia os dentes que restam na boca.

São cômicas as situações em que a caixona de sobe e desce já chega lotada no andar em que um cadeirante ou idoso aguarda para entrar. O povo começa a se espremer, olhar para o alto, cantarolar *Come together right now over me*, mas quase ninguém cede o lugar.

Semana passada, eu "viajava" do subsolo até o terceiro andar com um senhor que, pelas vestimentas, iria malhar na academia do

...

shopping. Como sempre acontece, devido à lotação, quando entrei, não consegui girar a cadeira para me acomodar e facilitar na hora de sair, logo, fiquei de cara para a parede.

Quando o caixotão – que tinha até "motorista" – parou no andar em que o marombeiro desceria, ele entrou em desespero: "Vou descer aqui! Dá espaço que preciso sair!", dizia enquanto me empurrava para fora. Ainda bem que o ascensorista o acalmou dizendo que não costumava esmagar passageiros na porta, ufa!

Outro lance que me deixa bege: no térreo, aquele amontoado de gente querendo subir. Chega a condução e o primeiro que entra é aquele moço cheiroso igual a filho de barbeiro. Além de não segurar a porta para ninguém, ele aperta o primeiro andar. Ah, vá. Tinham de proibir quem pode subir escadas de usar elevador para subir um lance apenas.

31/08/2010

POR UM CAMINHO SUAVE

CHEGA A me dar um "siricotico" quando vou me aproximando dela. Grudo o esqueleto na cadeira, seguro na mão de nossa senhora da bicicletinha, pedindo equilíbrio, e firmo o pensamento para que meu juízo não fuja de uma vez, enquanto atravesso mais uma tenebrosa calçada portuguesa da cidade.

Na real, raramente o que se vê nos grandes centros brasileiros é mesmo um passeio ao estilo lusitano. Por aqui, são cacarecos de pedras remendadas que supostamente formam algum desenho no chão.

Mas, seja como for, a calçada portuguesa não flerta com cadeirantes, com mães que empurram carrinhos de bebês, com velhinhos meio desequilibrados e meio prejudicados das vistas, com as *drag queens* e as mulheres com salto alto nem com todos os demais cambaleantes da nação.

Parecem lindas e harmoniosas, vistas de longe, as ondinhas do calçadão da orla de Copacabana, redesenhadas na década de 1970 pelo genial Burle Marx. O problema é que, em vez de quebrarem na praia, elas quebram é nos tornozelos, nos joelhos e nos cotovelos dos desavisados de sua conservação capenga e do seu potencial deslizante.

A meu ver, a arquitetura não faz sentido se não se harmoniza totalmente com o homem. Rococó aplicado a algo que precisa ser usual, seguro e convidativo tende a não funcionar. Tomara que, nessa reconstrução por que a capital fluminense passa, alguém se tenha lembrado de olhar para baixo em vez de ficar apenas de nariz empinado.

...

∴

Em algumas cidades históricas da Europa, com ruas feitas de pedra, parte do caminho foi substituído por um plano lisinho justamente para que todos possam desfrutar de suas delícias indo daqui para lá com tranquilidade.

Em Portugal, são artesãos especialistas que vão montando a famosa calçada, pedra por pedra, esmerando-se até formar mosaicos ou figuras "maraviwonderfuls", pouco espaçadas e firmes no piso.

Porém os calceteiros, como são chamados esses artistas, são cada vez mais raros. Com todo mundo caminhando com a cabeça na Lua, o que menos atrai o olhar é o chão.

No Brasil, é o seu João "faz tudo" quem tenta juntar as peças e dar a elas algum sentido parecido com o artístico. Isso depois da 15ª interferência da companhia de gás ou de esgoto que precisou dar uma "quebradinha" básica para fazer a necessária manutenção do sistema.

Por isso tudo, que achei o máximo a medida tomada pela Prefeitura de São Paulo em relação aos passeios públicos: manda ver nos blocos de concreto. São muito "de boa" para o caminhar, o rodar, o "muletar", o sapatear. E para a manutenção e conservação, afinal, "lavou tá novo". Abaixo a pedra portuguesa!

Não é à toa que Nova York é uma das cidades onde o povo mais pira querendo andar sem parar de "west" para "east". Com calçadas planas e largas, sem obstáculos e ameaças à integridade da bacia humana, é uma delícia saracotear por lá.

Na infância, fui alfabetizado com a ajuda da cartilha *Caminho Suave*. Talvez dois ou três leitores também o tenham sido. A danada me garantiu para a vida toda um tesouro vindo de Portugal, que é a minha língua falada, escrita e tão repaginada. Logo, abrir mão de pedrinhas sorrateiras não há de causar inimizades, ora, pois.

24/04/2012

A DIVERSIDADE PERFUMADA

EM UM MOMENTO em que está em ebulição a busca por tornar os ambientes de trabalho, empresariais, sociais e políticos mais próximos da realidade, ou seja, múltiplos em suas maneiras de se apresentarem, agirem e pensarem, também se aferventam formas obtusas de mudar a cara, de promover a diversidade que urra para chegar, para ter oportunidades.

As falhas nesses processos, em geral, nascem da pressa de dar uma resposta à pressão pública e, consequentemente, financeira ao "novo modelo" de dar as caras ao mundo, de mostrar o valor de uma marca, de um conceito.

O equilíbrio entre fazer acontecer e saber receber o diverso em um ambiente que foi tradicionalmente monocromático, arrumadinho e cheio de testosterona pode não ser tão simples, embora não possa se fazer absolutamente complexo.

A chance de um processo inclusivo equivocado é tremenda quando apenas se manda o "povo do RH" acelerar contratações de pessoas "de outros planetas", sem que isso tenha passado antes por um mínimo de conversas coletivas sobre as razões de sermos mais plurais, sem que antes se entenda minimamente que uma pessoa com autismo não é um ser que precisa de paredes acolchoadas para bater a cabeça.

Não acredito que para receber uma visita em casa seja necessário um aposento de rei, mas também não dá para botar quem chega a nossa morada para dormir no quintal junto com os cachorros.

•••

. . .

O que parece ser a fórmula do sucesso são os processos concomitantes: abrem-se as portas ao mesmo tempo que se procura a melhor acomodação, a forma mais receptiva de agir, a maneira mais honesta de criar um clima de interação, respeito e acolhimento.

Receber grupos diversos em uma organização também exige entender que novos parâmetros vão ser necessários para essas "boas-vindas". Quebrar um padrão também implica mexer em fundamentos, rever princípios, reconstruir conceitos daquilo que se considerava indispensável.

Se assim não for feito, o resultado será fatalmente a geração da "diversidade perfumada", como nomeio a inclusão de pessoas que, talvez, não tivessem a menor necessidade de um olhar mais atento, de condições mais razoáveis de acesso, de oportunidades honestas de acessar a formação, o trabalho, o lazer, a cultura...

Aqui também cabe a tomada de consciência sobre igualdade, humanidade, respeito ao próximo. Não acho que exista uma pessoa com mais ou menos deficiência, mais ou menos preta, mas acredito que haja mais ou menos oportunidades, acessos e condições financeiras, sobretudo.

Não dá para esperar que um colaborador cego enxergue um pouquinho, não dá para querer que um cadeirante dance o baile como um ator da Broadway. Uma pessoa trans pode ter tido alguma experiência de marginalização ao longo de sua trajetória de exclusões, logo é de esperar que uma questão como essa se manifeste de alguma maneira.

Apenas ter funcionários negros que tiveram formação francesa, gays "que nem parecem" ou mesmo velhos que trabalham como camelos sem reclamar não é criar um ambiente diverso, não é entrar em sintonia com o desejo latente de mudança no paradigma vigente. É jogar perfume no que se imagina diversidade.

Quem vem de regiões periféricas traz consigo um novo vocabulário, uma nova forma de ver os espaços e até os recursos.

Deixar a diversidade chegar é definitivo para se abrir à demanda atual de nosso tempo. Que ela seja abraçada com as cores, formas e sentidos que lhe sejam realmente legítimos e acolhedores.

18/08/2021

DENTE DO JUÍZO

A MISSÃO ERA apenas tirar uma "chapa" dos dentes, como diria minha tia Filinha, mas, como nada na vida fora de casa é simples para um cadeirante, tornou-se uma epopeia.

Chego em frente à clínica e não aparece vivalma para me auxiliar a retirar a cadeira do porta-malas da Kombi. Sempre uso esse procedimento por ser mais seguro que levar o cavalo dentro da charanga, o que é possível, mas me exige muito esforço físico.

Fico ali com cara de "meu Deus, o que será isso?" por alguns minutos e resolvo, então, ligar no consultório e pedir ajuda. "Para periabical, digite 1. Para panorâmica, digite 2, para perder a paciência, digite 3".

Depois de alguma insistência, consigo falar com uma moça não eletrônica, embora o papo tenha sido um tanto truncado.

– Não estou entendendo, senhor. Cadeira de rodas no carro? Aqui é clínica de boca, senhor.

– Tô aqui em frente, moça. Preciso só de uma mãozinha, entende?

Não veio ninguém. Resolvo, então, tentar abordar uma alma caridosa passando pela rua. Rapidamente, surge um rapaz que me auxilia com um sorriso de quem desconfia que fugi da ortopedia da Santa Casa.

Finalmente, estava serelepe, livre para fazer o fatídico exame. "Para ser atendido, aperte a campainha", informava uma placa, na

•••

porta com vidros escuros do consultório. O problema é que a maldita ficava numa altura impossível de ser acionada sentado.

Espero por um momento e de dentro da clínica uma funcionária de óculos parece me ver. Abre a porta e, mesmo assim, preciso de ajuda para vencer a rampa íngreme que dá acesso ao local. Seguro firme na mão de nossa senhora da bicicletinha. Vai acabar logo.

"Estica bem o pescoço. Mais... Ajeita o ombro. Olha, você precisa esticar o pescoço. Vai. Segura. Não deu certo... Vamos tentar de novo", dizia a operadora da máquina de chapa.

Sério, quase que minha cabeça estava saindo do corpo para me acomodar naquilo. O equipamento, como várias outras máquinas de saúde, não foi pensado para pessoas com realidades físicas incomuns. Devem pensar que "malacabado" já é doente, então não fica doente.

Consegui! Com o resultado do exame na mão, estou orgulhoso de conseguir ter essa vida tão independente. Agora era só partir para o trabalho.

Ao lado de minha Kombi, um desses carrões de madame está ligado para não perder o friozinho do ar-condicionado. Lá dentro, uma pessoa engravatada deve estar esperando alguém que também fazia exames. Pensei "vai me dar um help básico".

Entro no carro, faço cara de pidão e nada de me oferecer uma ajudinha. Dei um tchauzinho, o sujeito abriu o vidro do carro e lascou: "Que calorão, né?".

Dei meu jeito e fui embora. Não sou de frescuras, mas nenhuma missão básica do dia a dia é "coisinha simples" para quem não se enquadra em padrões de "serumano".

Ora não há acessibilidade, ora não há consciência de que o diverso está aí nas ruas, no hospital, na escola, na firma, no consultório do dentista, na lida por se manter íntegro.

Não há culpados pelo desenho do mundo ser esse rabisco, mas o dente do siso está aí para incomodar a todos. Pensar plural, projetar estruturas plurais desembaraça muito o cotidiano da gente, com ou sem juízo.

22/03/2017

PARATY PARA TODOS

UMA SENHORA se escorava nas paredes de um casario para manter-se em pé, uma moça fazia um balé sem harmonia para andar por mais uma quadra, eu, a bordo de minha cadeira de rodas, era acudido por um bombeirão gente boa para conseguir vencer poucos metros de passeio. Aquilo que chamam de calçada e rua, no centro histórico de Paraty, tem outro nome: desumanidade.

Fui à cidade, que vive o intelectual clima da Flip, para falar sobre "intolerância", na Casa Folha. Confesso, porém, que tive pouco saco para suportar a exclusão forçada do lugar. De que adianta exalar conhecimento e literatura se a realidade do local é agressiva com pessoas com deficiência, idosos, mulheres grávidas e quebrados de toda ordem?

"É patrimônio histórico! Não pode mexer." Ah, meu povo, paremos com isso. O coliseu romano, milenar, tem elevador e uma rota de passeio acessível. Jerusalém fez rampas em trechos tidos como sagrados, pisados por gente importantíssima. Mas aqueles cascos de tartaruga de Paraty, desprovidos de qualquer embelezamento estético e aviltantes às pessoas, são intocáveis por quê?

Desculpem a braveza de cachorro de japonês, mas nem mesmo em áreas fora de uma suposta "proteção de memória", o município cuida da diversidade. Não há rampas e muito menos calçamento digno para o trânsito de um "serumano".

Não há sinal sonoro, não há placas de orientação. Acessibilidade plena é lei federal.

• • •

...

Para uma construção que guarda uma herança universal, não faz sentido nenhum se dela não puderem todos desfrutar. Cidades erguidas por civilizações do tempo do "epa", na Espanha, criaram trechos lisinhos na calçada para que o pedestre possa apreciar a arte e respirar conhecimento sem empecilhos de ordem arquitetônica.

Pobres dos cavalos que puxam charretes noite e dia por aquelas pedras. Resta pensar que estão fazendo uma boa ação: a de conduzir gente que não consegue transpor aquelas barreiras ridículas cuja identidade histórica, pelo que ouvi aqui e acolá, é bastante questionada.

É inegável a beleza paratiense, com seus barquinhos de múltiplas cores, seu céu de um azul aconchegante e o mar. É inegável que a festa literária cria uma atmosfera de inquietações diversas que acabam por refletir na sociedade, em algum momento, mas Paraty precisa ser para todos.

02/07/2016

BRINQUEDO QUE NÃO TEM

ERA APENAS um passeio despretensioso no shopping para que ela visse as luzes natalinas, os enfeites e puxasse a barba do velho do saco, mas quando se sai com criança o potencial de surpresas é sempre incontrolável.

Após uma sessão de fotos com pinheiros gigantes, guirlandas e jujubas chegava a hora do gira-gira, formado por renas e trenós. "Veeem, pai", gritava a menina, que foi logo engambelada pela mãe e me poupou da vertigem.

Embora houvesse uma rampa para acessar o brinquedo, fiquei de fora tirando fotografia e viajando nos pensamentos do quanto a vida dá voltas, literalmente. Eu, que nunca embarquei em gira-gira nenhum em minha infância, contemplava minha menina alucinada sobre um bicho de pelúcia bem menos charmoso que um veado do Cerrado.

Dali, ela quis ir ao escorregador, que simulava a grande fábrica de presentes de Noel. Enganchou-se logo no primeiro degrau, bem antes do tubo da felicidade deslizante. Corre a mãe para ajudá-la. Fiquei na torcida, emanando pensamentos positivos. Deu tudo certo. Muitas risadas, muita alegria.

Eis que surge em nosso trajeto encantado pela "Lapônia" plastificada uma fila daquelas rabugentas cheias de crianças ansiosas e pais suando para mantê-las com um mínimo de compostura. Elis não titubeia e nos amarra em seu desejo urgente:

"É a casa do Papai Noeeel, vamos! Tem trenó, papai!" Nessas horas, não tem outra solução a não ser segurar firme na mão de

● ● ●

nossa senhora da bicicletinha e enfrentar a fila, a ansiedade da menina e a vontade de mandar o espírito natalino às favas.

Os olhos de Elis soltavam feixes de pura fofura a cada vez que saía um novo trenó de dentro da casa trazendo um pequeno radiante e pedindo pra ir de novo, "só mais uma vez".

"Nesse você vai, né, papai?" Contaminei demais minha filha com a política do "todo mundo junto" e agora me vejo em maus lençóis tendo de dizer a ela que nem tudo poderemos seguir atados. É uma sensação estranha, uma certa impotência de viver, mas que faz parte dessa jornada "malacabada".

Nesse momento, somos abordados por uma ajudante de Noel, toda vestida de verde. "Você vai embarcar também? Temos um trenó acessível para pessoas com deficiência." Relutei, em princípio, mas tive de ceder ao sonho de minha menina de ver sua galera curtindo lado a lado aquele momento tão lúdico.

Desmonta o trenó, traz uma rampa móvel, leva o papai para dentro do carrinho, ata o cinto de segurança, testa se vou suportar a velocidade de 5 km/h e a fila vai ganhando mais e mais gente, pois para que eu entrasse, o passeio de todos teve de aguardar por alguns momentos.

Só quem parecia nada chateada com a espera era Elis. Vi a "neve", presentes caindo da chaminé, Papai Noel se balançando e minha filha em êxtase. Lembrei da exclusão da minha infância, de minha mãe passando comigo sempre longe dos brinquedos e parquinhos. Criança muda a vida da gente. Felicidade é brinquedo que não tem.

29/11/2017

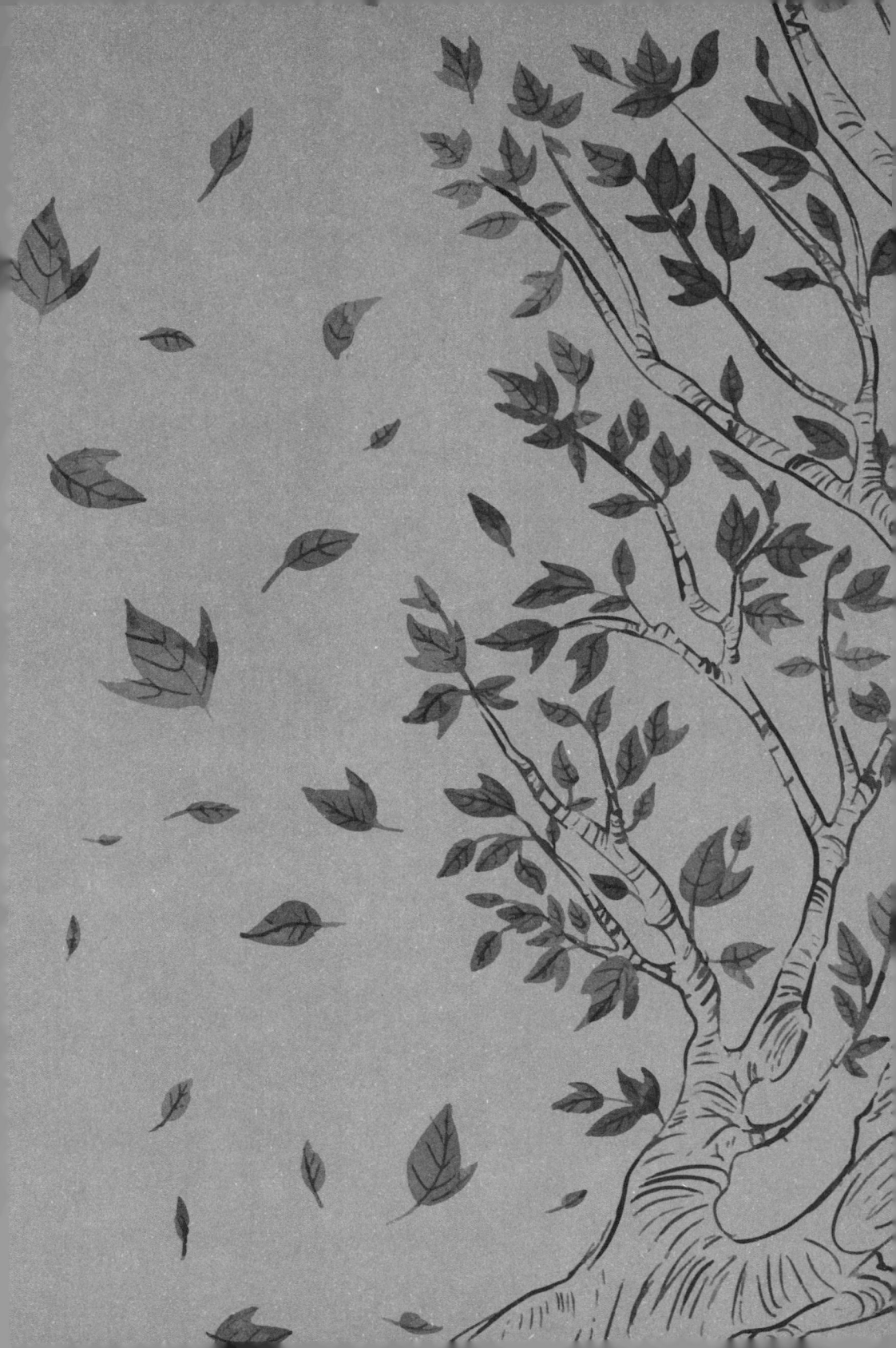

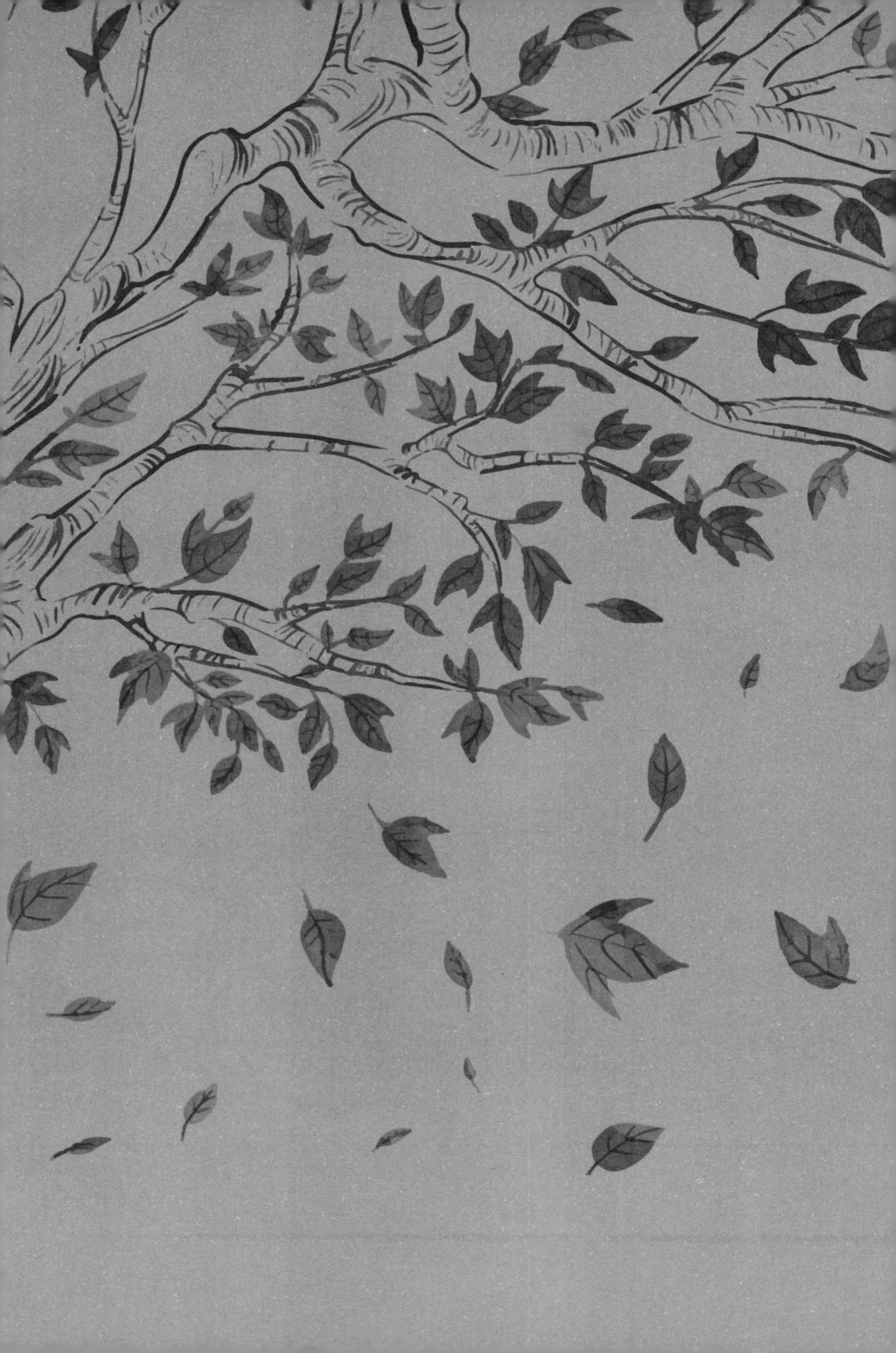

PARTE 3

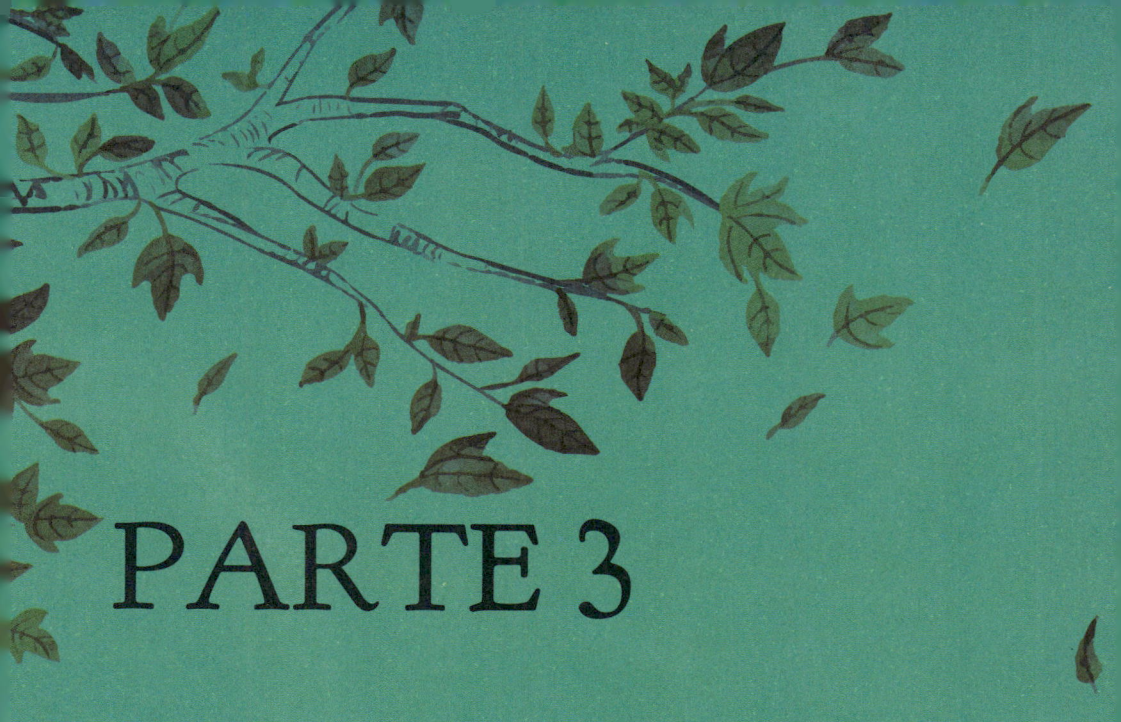

Os passarinhos, as joaninhas e todos os bichos maraviwonderfuls

"Cada história tem suas linhas e seus roteiros, mas um exemplo narrado pode ser universal e pode não só ajudar a romper a inércia que mantém o desânimo como também fazer acreditar que é possível uma nova chance."

"MALACABADOS" FUTEBOL CLUBE

A NATÁLIA se formou em medicina, parte em uma maca, parte em uma cadeira de rodas. Namorou comigo, mas casou-se mesmo com o Marcão, também cadeirante, gente boa demais. Tiveram duas filhas. Mostram ao mundo um manancial de possibilidades de uma família que ainda tem ares de inacreditável, mas é absolutamente comum em seus propósitos de amor.

Lak criou uma comunidade e um conjunto literário contundentes para explicar que surdos podem se comunicar para além da língua de sinais e podem, com auxílio da tecnologia, ganhar novas ferramentas que otimizem suas realidades. Pouca gente sabia, antes dela explicar, o que era implante coclear.

Leandro, com uma enfermidade degenerativa grave e zanzando a cidade grande em uma cadeira de rodas motorizada, era um adolescente destemido e cheio de dúvidas, quando conheci. Agora é um homem comprometido com inclusão até os ossos, por mais frágeis que sejam.

Diana, também com deficiência motora grave, encontrou o Vini, cego, fazendo teatro. Espalham por aí aromas da combinação das diferenças que fazem qualquer um mergulhar em seus monocromáticos pensamentos de querer bem.

Existe um incrível e poderoso movimento gerado no compartilhamento de desafios e de dissabores de uma vida não convencional.

...

•••

    Não se trata de exemplos, mas de rascunhos em folhas em branco que pareciam desafiadoras demais para serem preenchidas no isolamento, até que alguém se aventurou a fazer um rabisco que ganhou formas e sentido, muitas vezes, olhando pela janela, vendo outras trajetórias.

    Na diversidade das deficiências, as complexidades do fazer e as dimensões dos abismos que apartam do que é considerado comum, muitas vezes, inibem até o imaginar um cotidiano.

    Logo, quando se enxerga um novo rumo possível por meio do outro, quando há um fio de rio em um deserto de oportunidades, a chance de começar a vislumbrar um banho no oceano começa a fazer sentido e um movimento se inaugura dentro de qualquer um.

    Tive a chance de contar e compartilhar, em um grande veículo de comunicação, centenas de histórias de pessoas com deficiência no Brasil e pude acompanhar, na última década, a contundente transformação que a inclusão promoveu – muitas vezes decorrente de esforços particulares, mas sem desmerecer uma ação social também em curso – em suas realidades.

    Mas esse universo diverso que tateio, componho e observo, as despedidas ainda se dão de maneira breve e repentina por questões inerentes à condição "malacabada" que, aos poucos, vão sendo contornadas pelos avanços da ciência, da humanidade.

    Patrícia, com paralisia cerebral, por exemplo, me deu boa-noite num dia, estava ótima, mas não deu mais bons-dias. Há os que se vão ainda na meninice, deixando aos próximos, para os próximos e pelos próximos o espírito perene de buscar mudanças no entendimento das pluralidades de ser gente.

    Já existe hoje uma geração vinda de pais que deram as caras e muita coragem clamando por rampa, cão-guia, voz, olhares, espaços, escolas, trabalho, dignidade, desejo, poderes, saberes, fé, confiança...

    São Emílias, Franciscos, Alices, seres com e sem deficiência, que, certamente, terão menos descampados de oportunidades e mais eco em suas labutas, embora o terreno da inclusão ainda vá carecer de muita semeadura para se tornar uma imensidão de belezas de todo tipo, para todo lado, a seu modo.

03/08/22

RECONSTRUIR-SE

AO LONGO DA VIDA, são várias as situações em que o "serumano" passa por desastres pessoais que causam danos diversos, às vezes, até com discurso de irreparáveis, que vão exigir esforço, perspicácia e coragem para que ele se recomponha, para que ele se reconstrua e possa seguir adiante.

Quebra-se a cara no amor – as pernas podem ser quebradas por um rival no trabalho ou a alma estilhaçada na desesperança –, um erro na família pode destruir a moral, um sonho pode ser amputado com a força da realidade.

Mas há também as fatalidades que levam à literalidade da perda e que afetam a integridade, as partes: arranca-se um braço no trânsito insano, arrebenta-se o peito com o tiro no assalto, perde-se metade do corpo após anos de negligência médica, como foi o caso do DJ Renildo Silva Santos, narrado na *Folha*.

Devido a um câncer, Renildo foi partido ao meio, da cintura para baixo. Era a única opção de sobreviver, de ter mais tempo de buscar felicidade. Foi pragmático, embora a incerteza sobre o que restaria de si mesmo, de sua alma, fosse razão de momentos de aflição, de profunda angústia.

Reconstruir-se costuma ser processo menos apavorante quando a força da solidariedade é mais presente e vigorosa no apoio para vencer a trilha tortuosa do que no engrossar o choro e no temor das curvas fechadas.

...

...

Dessa maneira, quanto menos se compadece e se lamuria pelo leite derramado, menos também se atrapalha quem precisa submergir de dores, de lamentos e de ressentimentos. Postura que ajuda é a mão estendida, a faísca acesa, o ombro firme, não o vacilo, a dúvida, a especulação.

Quando não se está lambendo a ferida de si mesmo, é útil, é humano, é agregador e é fundamental estar alerta para acudir o outro em seus furacões, tsunamis, catástrofes íntimas. Alguém precisa jogar a corda aos que estão no fundo do poço e ainda gritar lá do alto: "sooooobe!".

Drummond, em seu poema *Justificação*, diz que "não é fácil nascer de novo". Mais difícil ainda, complemento, é quando se tem de renascer novo, sendo diferente do conhecido, do habituado, do testado, do aprovado pelos outros. Embora seja da natureza do vivente, refazer-se mexe com a consistência da fé que se atribui a si mesmo, catuca a capacidade de ver além do que se domina.

Embora seja sempre necessário após tragédias emocionais ou físicas, pois o tempo tem lá seus efeitos terapêuticos e cicatrizantes, o luto não pode tornar-se prisão. Certa é a lagartixa que após perder o rabo, olha rapidamente ao redor e segue viagem, pois um novo dia virá – e uma cauda nova também.

A reconstrução de Renildo, que se adaptou em tempo recorde a uma prótese corporal inédita no mundo, é oportunidade cabal para redimensionar perdas, para reposicionar energias gastas com lamentos efêmeros e pouco agregadores. "E La Nave Va."

Cada história tem suas linhas e seus roteiros, mas um exemplo narrado pode ser universal e pode não só ajudar a romper a inércia que mantém o desânimo como também fazer acreditar que é possível uma nova chance.

20/09/2017

O MENDIGO

TODOS OS DIAS, quando venho para o trabalho, troco olhares, impressões e bom-dia sem palavras com ele. Usa paletó puído, chapéu dos arredores do Panamá e muletas encardidas. Não tem uma das pernas, a esquerda, e pede esmolas a todos os que estão em seus automóveis parados no semáforo, menos para mim.

Não imagino que ele me ache sovina. Ele vê no para-brisa da minha Kombi o selo que indica que sou de seu time, o dos quebrados, e deve achar meio antiético tirar de mim moedinhas ou balas de hortelã.

Talvez possa parecer exagero poético meu, mas penso ser tênue o limite entre as pessoas com deficiência limpinhos e os que estão na rua pedindo. O abandono familiar por alegada falta de condições de cuidar "daquilo" e a exclusão social para tudo formam uma mistura tão poderosa que apenas a rua é capaz de abrigar.

Certa vez, um mendigo cadeirante que arrecadava seu café, pão velho e cigarros pelas ruas do centrão de São Paulo me fez passar um apuro emocional desconcertante." Eu conheço você. É aquele jornalista, não é? Já li muito texto seu. Tem umas mensagens boas e umas graças engraçadas, viu? Como vai a vida?"

Fiquei meio trêmulo, condoído e me senti na obrigação de tentar fazer algo útil pelo meu leitor de rua. Palavras breves durante o sinal fechado decerto não saciariam sua possível fome ou seus vícios nem dariam um rumo novo àquela situação.

...

• • •

"Cara, por que pedir? Hoje em dia tem tanta bolsa miséria, tem abrigo da prefeitura, têm cotas para arrumar um trabalho..."

Ele sorriu com dentes falhos e feios. Meio entre a vergonha e a galhofa, ele me respondeu: "É complicado, é complicado".

Só tive tempo de dar a ele um cartão – será que fui protocolar ou arrogante? – e pedir com ênfase "me liga!". Nunca ligou, nunca mais vi e não sei se continua gostando dos meus rabiscos.

Reluto em colocar qualquer etiqueta que me exiba como especial, como exemplo, como puro creme do milho, mas reconheço que não é fácil, concomitantemente, buscar um espaço de cidadão e abrir espaço para a cadeira de rodas, o cão-guia, a bengala ou qualquer outro apetrecho de acessibilidade e inclusão.

Talvez seja por isso que o tiozinho do paletó e das muletas encardidas só me faça um aceno com a cabeça e, em seguida, um sinal de "firmeza" com o dedo polegar. Ele entende como poucos o lugar-comum: "Não tá fácil para ninguém".

Embora existam milhares de charlatães que usam a cegueira, a paralisia e a surdez para amolecer corações que choram centavos, é realidade que deficiência escancara as portas da pobreza devido aos desafios que impõe para ser colocada no seu lugar: apenas uma diferença física ou sensorial do restante dos outros comedores de arroz com feijão.

É preciso ser bem atrevido para avaliar e chegar à conclusão de que não é preciso haver alguma proteção social firme e efetiva, como a Lei de Cotas, que minimize o impacto da ausência de condições dignas para que todos possam ser humanos.

Entendendo isso, talvez a consciência de meia dúzia de gatos-pingados que não acham legal bolinar mulheres no Metrô incomode menos quando se fechar o vidro da charanga e fingir que ninguém pediu um trocado.

09/04/2014

A LIÇÃO DE UMA PROFESSORA DOWN

QUAL SERIA a sua reação caso seu filho chegasse em casa e dissesse que uma de suas professoras tem uma diferença marcante, tem síndrome de Down?

Imagino que a maior parte das pessoas, e eu me incluiria nela, pensaria imediatamente na qualidade e no tipo de educação que seu pitchuco iria receber. Poucos, bem poucos, abririam de imediato um sorrisão e pensariam: maravilhoso para a inclusão, para a diversidade e para o moleque!

Pois essa situação já é real há mais de uma década. Crianças de uma escola de Natal, no Rio Grande do Norte, têm tido o privilégio humano de serem ensinadas por Débora Seabra, a primeira professora Down do Brasil.

Nos últimos dias, porém, o esgoto verbal das redes sociais começou a ser despejado sobre o límpido desejo de trabalhar e de fazer a diferença dessa brasileira de 36 anos.

Uma irônica, perversa e retrógrada postagem de Facebook, atribuída à desembargadora Marília Castro Neves, a mesma que multiplicou inverdades e destilou preconceitos contra a vereadora Marielle Franco, assassinada no Rio, recaía sobre Débora:

"O que será que essa professora ensina a quem???? Esperem um momento que fui ali me matar e já volto, tá?" Procurei, por meio de sua assessoria, a desembargadora, e ela não negou a autoria nem quis se manifestar sobre a postagem.

• • •

...

Em uma civilização que tanto aparta e maltrata quem não segue um padrão físico, sensorial e intelectual, é, de certa maneira, compreensível que, num primeiro momento, se queira entender como esse ser diferentão irá atuar no mundo dos certinhos. Mas avançar da dúvida para a galhofa, embutindo no outro incompetências, permitir-se esse tipo de manifestação, é atroz.

Com muita elegância, emoção, espírito elevado e inteligência, Débora respondeu, em uma carta escrita à mão, à juíza e a seu séquito de abutres:

"Eu ensino muitas coisas para as crianças. A principal é que elas sejam educadas, tenham respeito pelas outras, aceitem as diferenças de cada uma, ajudem a quem precisa mais".

Se minha filha Biscoita tiver a sorte na vida de ser ensinada por uma professora Down, por uma pessoa com paralisia cerebral, por um professor com autismo, estou convicto de que ela irá aprender princípios sólidos de solidariedade, irá ampliar seus sentidos para além da obviedade que nos domina, irá entender com mais profundidade que o que nos define não é o que nos diferencia.

Não conheço a capacidade pedagógica e o nível de conhecimento que a professora Débora carrega, mas as expectativas em relação a pessoas com deficiência intelectual precisam guardar relação com o tamanho de seus desafios para, primeiramente, convencer a sociedade de que são gente e, a partir daí, estudar, ter vida em comunidade, trabalhar, ter família...

Hoje se celebra o Dia Internacional da Síndrome de Down e milhares de pessoas com essa condição estão dizendo "presente" para o mundo e alertando que a eugenia jamais será rumo para avanço e salvação das tragédias que o homem provoca diuturnamente a si mesmo.

Hoje é dia de tornar memorável a lição de uma professora com síndrome de Down que, ao ser insultada e ridicularizada por quem mais deveria elevar seu valor humano, reagiu com a nobreza de quem entende perfeitamente a dimensão (e a pequenez) da existência, continuando a ensinar e a tentar criar uma realidade melhor para todos.

21/03/2018

O FUTURO DE SOFIA

ACOMPANHO, FAZ alguns anos, a insistência gloriosa de uma menina com paralisia cerebral, comumente e erroneamente associada à deficiência intelectual, para ter o mesmo ar e os mesmos direitos que as crianças de sua idade que são certinhas.

Sofia tem equilíbrio afetado, os olhinhos ligeiramente descompassados, é toda tortinha e ostenta um sorriso conquistador. É cadeirantinha, sabida e atrevida, uma vez que é firme no propósito de mostrar que pode, que deve e que vai seguir adiante, mesmo com tanta gente desumana na chamada humanidade.

Com 7 anos, a menina não foge a nenhuma empreitada, mesmo aquelas dignas de pedreiro de obras públicas – que nunca terminam. Parece que ela quer deixar muito claro ao mundo que o papel dela está sendo feito.

Insistiu ferozmente em viver, quando os diagnósticos só apontavam a ela o caminho do país dos "pés juntos". Insistiu em estudar, mesmo tendo batidas na cara portas de escolas que alegavam não saber tratar "diferenças".

Sofia foi impedida de brincar no parque porque "para ela era arriscado", não conseguiu academia de balé para saltitar, à sua maneira, porque "mal-acabadinhas" não bailam, não pôde fazer festa de aniversário porque não encontrou bufê que acolhia cadeirantinhos.

Por fim, há uns 15 dias, a "tia da van", que, paga pelo poder público, recolhe diariamente a pequena e outras crianças para

...

•••

irem ao colégio, alegou que não tinha a "obrigação" de carregar a cadeira de rodas (que pesa como uma pena). A menina e a mãe que se virassem.

Em tão pouco tempo de vida, a menina já enfrentou mais desafios para seguir adiante que herói de jogo de videogame japonês. Da junção disso tudo, nasce em mim um musgo do rótulo assistencialista e hipócrita "criança especial" que alguns querem cunhar nos miúdos com deficiência.

Caso Sofia fosse mesmo especial, a ela estenderiam os tapetes vermelhos em vez de puxá-los, a ela dariam a mesa escolar com melhor visão da professora em vez de negá-la, a ela seria reservada a poltrona da van mais confortável e jamais colocariam obstáculos para garantir a ela acesso.

Causa em mim um desconforto imaginar o momento em que a pequena, igual à sua homônima do best-seller de Jostein Gaarder, irá começar a pensar sobre "quem somos", para "onde vamos" e outras filosofadas relativas à raça humana.

Será que ela conseguirá crer que há muita seriedade nas atitudes políticas que visam à igualdade? Sofia vai botar fé em que o homem é sempre pela construção de uma melhor realidade conjunta, e não um poço de individualidade? A menina vai nutrir em si o amor pelo outro e entender a validade profunda do conceito de cidadania?

Sou convicto de que Sofia será, no futuro, o que bem entender: cientista, médica ou astronauta. Torço, porém, para que ela não seja vista como mais um "exemplo de superação" que teve de passar pelo buraco de uma agulha para conseguir costurar a própria vida.

Torço para que, no futuro, Sofia seja uma pessoa que tenha tido condições dignas de seguir adiante com seus anseios e sonhos viabilizados por uma sociedade que entende, respeita e dá a todos condições para que tenham o mundo que quiserem.

09/04/2013

A VIAGEM DOS SENTIDOS

RECEBI DE UMA AMIGA uma dessas cartas modernas, que chegam pelo computador, contando que ela faria uma viagem "maraviwonderful" com o namorado para um lugar desses cheios de natureza, de pernilongos, de céu azul. Em resumo, ela estava mais feliz que porco na lama.

Demorei a entender a razão de tanta alegria por parte da Juju, afinal ela é cega, não consegue ver nem alma penada em cemitério. Que graça teria, então, viajar sendo incapaz de enxergar as belezuras de um lugar, o rebolado das pessoas, as cores locais?

Pra completar, a companhia da moçoila, o amado, também é prejudicado das vistas, ou seja, não poderia traduzir o "visu" do local visitado com palavras. Seriam dois perdidos no escuro? Afinal, é senso comum (e errado) achar que os cegos só veem o breu.

Foi então que eu mesmo decidi viajar... na maionese dos meus pensamentos e percebi que o passeio da Juju poderia ser muito mais proveitoso que qualquer outra visita com uma expectativa absolutamente imagética.

Viajar é bem mais que apenas ver, de fato. É se deliciar com o gosto de novos sabores exóticos, doces, azedos, é descobrir que os passarinhos podem fazer toadas diferentes, que a areia da praia pode ser mais grossa ou bem fininha, que as flores podem ter odores novíssimos.

E a Juju disse que é capaz, inclusive, de curtir a diferença da intensidade com que o vento bate na cara, o barulho dos carros no

•••

•••

trânsito, a graça de um sotaque, a maneira como as pessoas interagem, a organização das ruas, a profundeza do mar. Com tudo junto, ela forma para as recordações muito mais do que imagens de fotografias.

O povo com deficiência, seja ela sensorial ou física, quer, pode e tem o direito ao turismo. A forma como eu vejo o mundo e me divirto nele não é a única possível, relaxante e prazerosa. Quem passeia não leva apenas as pernas e os olhos, leva a boca, o nariz, os ouvidos, a pele, os sentimentos.

Na carta da minha amiga, ela relatou também a surpresa do dono da pousada em que ficará hospedada ao saber que o casal de hóspedes tinha deficiência visual. Ele respondeu assim à demanda:

"Fizemos uma reforma recentemente para transformar a pousada em um ambiente ecologicamente correto, porém nunca pensamos em também criar recursos para atender, por exemplo, os cegos. Queria pedir desculpas pelo fato de não estarmos adaptados para recebê-los. Mas você, com sua maneira de 'ver' as coisas, já está me mostrando de que precisa: convívio com pessoas simples, educadas e que tenham amor nos seus corações. Isso nós temos de sobra".

Boa vontade é bacana para resolver pequenas questões de acesso. Uma cadeira de plástico para os atrapalhados das faculdades motoras tomarem um banho, um quarto com um pouco mais de espaço para o cadeirante não se esfolar nos móveis; informações em braile para quem não vê, noções de Libras para uma comunicação básica para quem não ouve.

Mas o conceito de acesso universal envolve dar a todos condições de igualdade para que consigam curtir suas vidas e suas viagens da maneira que melhor lhes convier e de forma independente. A história da Juju é só um exemplo para que mais gente abra bem os olhos para isso.

09/11/2010

PARA VALENTINA

"DIFINITIVAMENTE", como diria minha tia Filinha, uma das lendas mais nada a ver criadas sobre o povo com deficiência é a de que somos incapazes de fazer menino.

E isso já me tirou de bons lençóis, com certeza. Eu sei lá de onde saiu tal lorota, mas o fato é que incapacidade motora dos membros inferiores não guarda relação, necessariamente, com "brochagem" eterna das faculdades de baixo.

O "serumano" que não anda pode, sim, se divertir com a parceira ou o parceiro a noite toda, mesmo que seja jogando baralho, bingo, ou mesmo rolando de cá para acolá agarradinhos.

E que atire a primeira camisinha o casal que não tenha curtido uma diversão noturna à base de prazeres lúdicos, apenas, em algumas ou em várias oportunidades.

Quem ainda vê o sexo como uma prática absolutamente mecânica de pernas e quadris "rebolativos" em busca de segundos explosivos e olhinhos virados está por fora. Transar é muito mais gostoso quando envolve a pele, palavrinhas e palavrões.

Tem gente, inclusive, que acha que sexo bom é aquele que começa nos pés... da cama. Ousar e inventar são as chaves do sucesso no mundo moderno, pelo que dizem.

Por mais severo que seja o comprometimento físico de uma pessoa, ela reinventa, se quiser, sua maneira de sentir e dar prazer. Talvez o corpo não permita mais promover saltos

...

olímpicos, mas há sempre uma maneira de brincar de ondinhas calmas que vão levar o barquinho à praia da mesma forma que motores poderosos.

Mas essa conversa toda é em razão de, há 15 dias, ter nascido Valentina, feita juntando o amor de Carlos, que é "tetrão" – com prejuízo dos movimentos de quase todo o esqueleto – com o de Maysa, a princípio sua fisioterapeuta, depois sua companheira para o chamado "todo o sempre".

Graças aos médicos geneticistas, que estão mais exibidos que vaca na Índia, é possível fazer um bebê todo lindo com um pedacinho da gravata do papai e outro da saia da mamãe. Se a deficiência porventura comprometeu a fábrica da essência da vida, não há razão para chorar as pitangas nos dias atuais.

O "seu dotô" é capaz de extrair os poderes guardados, colocar tudo no liquidificador, depositar no ventre da mulher e, depois de nove meses, está lá aquele chorinho fofo.

Ah, e mulheres com deficiência também podem gerar bebês super de boa. Um aparelho motor avariado não representa, em todos os casos, o brinquedo reprodutor enguiçado para sempre.

Em tempos em que o homem anda gostando mesmo mais de cão do que de gente, a chegada de Valentina joga luz na esperança de ainda existir um bocado de pessoas querendo perpetuar a raça humana e acreditando nela. Sobrepondo supostos limites "técnicos", tudo fica ainda mais "maraviwonderful".

Hoje em dia, são dezenas as combinações de casais que "ousam" a lógica do amor certinho: há cegos gamados por surdos, há gente completinha caindo de paixão por abatidos da guerra, há cadeirantes que guardam duas cadeiras na Kombi. O que ninguém se impede mais, ou não pode se impedir, é de sonhar com suas Valentinas.

Em memória a Carlos

26/04/2011

RESPONSABILIDADES E BORBOLETAS

MEU GRANDE amigo Luizão, que em janeiro do ano que vem vai completar 65 Carnavais e poderá pagar menos Imposto de Renda, está sem dormir direito há duas semanas.

Não, ele não está com aquela insônia típica de alguns vovôs. Ele acorda mesmo é para ajudar na troca de fraldas e para fazer um mimo em Luizinho, seu bebê recém-nascido.

Antes do desabrochar do pequeno, o fotógrafo mais safo que já conheci na vida – não só seduz qualquer um a posar para um retrato como ajuda o repórter a fazer as melhores perguntas – era a cara da preocupação mais pura (e legítima).

Iria conseguir dar educação ao moleque? Iria acompanhar o ritmo dele? Iria ter paciência com os choramingos diuturnos? Iria saber manejar com ele o "iPad ad infinitum"?

No momento em que a vida acenava ao meu amigo com a sedução mansa de um bonezinho e uma vara de pescar, um vento bateu mais forte e jogou em sua cacunda uma nova responsabilidade.

Obviamente, um bebê que chega também é uma alegria, uma realização, um "ai, que gracinha". É um aceno de novas possibilidades para os velhos problemas, para transformar a alma desacorçoada com a raça humana em pura esperança de um futuro melhor.

Ser pai com mais de 60 anos tem se tornado comum. O acesso à pilulazinha que leva felicidade para debaixo dos lençóis é amplo, as relações entre pessoas com diferentes faixas etárias não é algo tão

...

•••

lazarento como no passado, a expectativa de chegar aos 100 anos todo pimpão é real.

O que ainda não é assim, totalmente resolvido e deslumbrante, é ter de assumir novos e desafiadores comprometimentos para o dia a dia em um momento em que muita gente já quer mesmo é descer a ladeira e estirar o corpo na sombra de uma prainha qualquer.

O cineasta italiano Nanni Moretti põe o bode na sala diante dessa questão – e de outras – com seu formidável *Habemus Papam*, ainda em cartaz em algumas salas pelo país.

"Que Deus me livre, nesta altura da jornada terrestre, ter de encarar a 'roubada' de ser o sumo pontífice", refletiam os cardeais da película, todos bem velhinhos, momentos antes da votação para a escolha de um novo líder máximo dos católicos, que poderia ser qualquer um dos votantes.

E o filme é engraçadíssimo do começo ao fim. Todo ele em torno do enrosco papal um tanto inusitado. Ao mesmo tempo, a história me despertou a cuca para pensar e ir longe em um debate muito atual por bandas latinas: os mais velhos assumindo ou reassumindo a labuta de tocar o rumo da prosa da humanidade adiante.

Cada vez mais, são os ditos velhos que proveem famílias, que administram empresas, que comandam países, que curam doenças. Muitos com a mesma presteza com que meu amigo Luizão há de cuidar de Luizinho.

Mas, por trás dessa realidade, há o ônus de não poder jogar dominó, deitar na rede por longas horas, ler um livro chato até acabar, ficar por dias imaginando, igual ao poeta Manoel de Barros, "que o mundo visto de uma borboleta seria, com certeza, um mundo livre aos poemas".

10/04/2012

UM CARROSSEL PARA TODOS

UM MOLEQUINHO bem atentado, com cabelos arrepiados e expressão do rosto transpirando uma alegria típica de quem está no mundo para curti-lo ao máximo, será integrante do elenco da regravação brasileira de um dos maiores sucessos das telenovelas mexicanas, *Carrossel*, que deve estrear nos próximos meses.

Nada demais, não fosse pelo fato de ele ser cadeirantinho. É, João Lucas Dutra, 8, o ator selecionado pelo diretor Del Rangel, que escondeu o ouro até agora, toca uma cadeirinha de rodas desde que se entende por gente, pois teve de derrubar, na força e na coragem, um raro câncer na medula, que foi embora, mas carregou seus passinhos.

Decerto que ele não sabe, nem tem de saber, a importância histórica que seu papel e sua presença na televisão do seu Silvio "Raraê" Santos, o SBT, terão. Mas é latente que João tem o desafio de quebrar uma lógica viciada, a de como a deficiência é mostrada na teledramaturgia: associada ao sofrimento extremo e revoltante, ao lugar-comum do "super-humano" exemplar, como penitência ao "maldoso", ou a uma desgraceira que alguns têm de carregar e passar a trama toda até que ocorra um milagre, nos capítulos finais, para gerar lágrimas de emoção.

Agora, não. O pequeno João, que tem as canelas fiiiinas e deverá aparecer a partir do segundo mês de exibição da novela, vai ser um aluno como outro qualquer da "professorinha Helena". Junta-se ao gordinho, ao magrinho, ao pretinho, à ruivinha, à estrábica, à

...

•••

real mistura de um ambiente escolar. A deficiência será mostrada como sua condição, que deve ser respeitada, entendida, e não como um saco de feijão a ser carregado nas costas.

O menino vai ter a incrível missão de mostrar para crianças e telespectadores que as suas diferenças em relação aos outros acabam em sua forma física. Vai estudar, vai brincar, vai dar uma "sofridinha", afinal todos sofrem, vai mostrar que incluir é a boa do século, é a boa de uma humanidade evoluída.

Eu me lembro de apenas uma vez ter brincado em um carrossel, mesmo tendo fascínio pelo movimento dos cavalinhos que pareciam alados. Não havia brinquedos acessíveis no meu momento infante. Para saciar minha legítima vontade de "cavalgar", minha mãe me pegou no colo, repousou meu corpo sobre a "cela" e foi segurando. Tão bom.

Ver esse gurizinho na TV é garantir um pouco de identidade para milhares de crianças "malacabadinhas". E elas existem, querem e precisam ser representadas para além das repetidas imagens de derreter o coraçãozinho em leitos de hospitais.

Na minha infância, não tive referências de pessoas iguais a mim na televisão. Dessa forma, eu me sentia sempre como algo exótico, como um erro quase fatal da natureza. Igual ao João Lucas, também "morei" em um hospital por meses angustiosos para a minha família e de muita reza para quem via de fora. Mas nós dois, também, ultrapassamos o momento das dores e fomos dar à nossa existência um sentido de conquistas, de satisfação, de amores e de sabores.

Não vai ser preciso torcer para que o pequeno "melhore", nem ficar com peninha de sua desvantagem esquelética. João será apenas um menino com deficiência que, igual a qualquer outro menino, gosta de carrossel e vai à escola.

27/09/2011

VISITA LÁ EM CASA

RECEBER GENTE em casa, morando em uma cidade que amarra a vida no trânsito, no trabalho e nas blitze da lei seca, tornou-se um acontecimento um tanto raro e complicado.

Some-se a isso um agravante do mundo moderno para a total falta de gentileza de convidar quem se gosta a ir "lá em casa" tomar um café e comer biscoito de polvilho: moradias cada vez menores. Quando os meninos entram na sala, empurram os pais para a cozinha.

Mas, vez ou outra, para não se isolar totalmente da convivência social, para que se ganhe sabonete no dia do aniversário, para ter a quem pedir dinheiro emprestado, é preciso firmar o pensamento e botar mais água no feijão.

Receber visitas pode, ao menos, ser uma grande oportunidade para que se aprecie aquela geladeira nova, que faz gelo que é uma beleza, para falar mal do prefeito Kassab (ou de qualquer outro) e para elogiar a árvore de Natal, absolutamente igual à do ano passado.

"Meu bem, chamei a Flávia para comer conosco no domingo. Vêm ela e o namorado." Tudo certo, adoramos a Flavinha e seria um ótimo dia.

O lance é que ela é tetraplégica, daquelas pessoas que dão um trabaaaaalho lascado pela quase ausência de movimentos nos braços, pernas e tronco, o que a faz também ser cercada por pessoas amadas e amáveis.

...

∴

Flayinha usa um "automóvel" daqueles que o povo adora chamar de "cadeira elétrica", mas que quem o dirige e usa como extensão do próprio corpo prefere chamar de motorizada, por razões óbvias.

Como também sou cadeirante, minha "goma" estaria preparada em relação à logística dos acessos que dariam conforto à amiga.

Só que, na casa da gente, tudo se acomoda para servir à predileção de estética, de conforto e de ajeitamento da bagunça própria de cada um.

Acessibilidade e desenho arquitetônico para todos não costumam ser realidade "na casa de ferreiros". O que importa mais é o sabor do churrasco e um ambiente de boas-vindas.

"Meu bem, com esse sofá aqui a Flávia não vai passar. Olha que estreito que fica o espaço", alertou a mulher. Toca arrastar o museu vermelho de lugar.

"E se ela quiser dar uma pitada na varanda?" Mudamos de lugar, então, o vaso de uma planta que sobrevive com muita garra e determinação, há meses sem ser regada, pelo menos por mim.

"No banheiro ela não vai conseguir entrar." Claro que entraria. Era só passar meio que raspando a parede, já bem marcada de gris por minhas próprias rodas. Banheiros, por sinal, são os infernos para os visitantes com deficiência à casa de parentes, amigos e enroscados.

Quando "difinitivamente", como diria minha tia Filinha, o espaço não acomodar uma cadeira de rodas, oferecer uma ajudinha sincera, uma cadeira de escritório, daquelas com rodinhas, pode ajudar bastante.

Ao final das contas, a visita de "Flavinha" lá em casa foi um sucesso e deixou saudades.

Nem sei quantas bocas-livres já perdi na vida pelo fato de os outros acharem que não daria para receber um cadeirante em suas casas. Sempre dá, desde que haja disposição para uma repaginada básica na sala, na cozinha, na casinha do cachorro (para receber cegões com seus cães-guias, evidentemente).

23/10/2012

UM ADEUS PARA UM ILUSTRE LEITOR

DA PRIMEIRA VEZ, para a frustração de um jovem jornalista ávido por algum reconhecimento público, um mimo, estávamos somente eu e ele no elevador. Cumprimentei com um bom-dia, mas não prolonguei conversa, como virou hábito nas vezes posteriores de nossos encontros relâmpagos.

"Gosto muito das coisas que você escreve, Jairo. Elas mexem com a gente." Fiquei meio zonzo, emocionado, porque, afinal, eram palavras vindas de um dos homens mais poderosos da comunicação do país, Otavio Frias Filho, diretor de redação da *Folha*, direcionadas a um suposto talento de um retirante aleijado, vindo da pobreza dos confins de Mato Grosso do Sul.

Mas tempos depois, novamente no elevador, dessa vez lotado até as tampas, com Otavio espremido nos fundos, ele me faz um agrado para jamais esquecer. "Sou seu leitor, Jairo. Não perco nada. Os textos estão ótimos." Os olhos do mundo se viraram para mim.

Inflamar egos nunca foi característica que se exaltasse no patrão, muito pelo contrário. Era conhecido pela rigidez, pela sobriedade e pela economia de adjetivos a quem quer que fosse. Caminhava rapidamente, pouco olhava para os lados, sempre com cara de muito ocupado, compenetrado, intelectual.

Penso que mais do que me dar um afago, Otavio queria a continuidade de produções e de um espaço para transpirar discussões

...

∴

mais humanas, que avançassem no conceito da diversidade, que propusessem maneiras de entendimento de vidas plurais.

Para além de dar fôlego a um jornalista cadeirante em plena selva da informação, para além de um impulso meramente assistencialista a um trabalho voltado a uma parcela excluída da população, os elogios do chefe eram pela manutenção do incômodo matutar sobre a existência, qualquer existência.

Certa vez, fui surpreendido por uma abordagem de Otavio, em um dos corredores do jornal: "Como vai Elis [minha filha, hoje com 3 anos], Jairo? O que tem achado da experiência de ser pai?".

Falei das noites sem sono, de um inédito sentido e da força da natureza que me fazia adorar aquele serzinho de maneira inexplicável para alguém tão cético. Ele deu um sorriso contido, como de praxe, e comungou de minhas impressões como se estivéssemos num boteco. "É exatamente isso. Também estou com uma filha pequena em casa. É maravilhoso", disse.

A última vez que conversamos, era tarde da noite, eu acabava minha jornada de trabalho e seguia para casa. Otavio estava no meio da rua em busca de um táxi. Ao me ver, voltou para a calçada e num movimento inesperado, meio desajeitado, ensaiou um abraço.

Procurei na caixola uma expressão que transmitisse a ele um alento, um incentivo de vida em meio à tormenta que eu pouco sabia, mas que pressentia. Falei apenas um inócuo "bom te ver firme, chefe", no que ele respondeu generosamente: "é muito bom te ver também, Jairo. Sigo seu leitor fiel".

A mudança do mundo passa por atitudes firmes de grandes seres – com pitadas de gentileza – que semeiam suas convicções com incentivos, apoio e atitudes diante daqueles que, de alguma maneira, os inspiram ou fazem refletir.

Além de todos os legados já propagados, registro que para o moderno discurso da inclusão e da valorização da diversidade, Otavio Frias Filho, um ilustre leitor, já tinha convicção de seus fundamentos e valores há décadas. Adeus, chefe...

22/08/2018

ALGUÉM PARA SE INSPIRAR

MEU GRANDE AMIGO Benê, motorista aqui do jornal, soltou o que para mim foi o melhor resumo do sucesso da visita do papa ao Brasil: "A gente anda muito carente de coisas boas, de pessoas que façam algo que nos inspire. Com tanta simpatia e tanto carisma, o Francisco encantou o povo".

Passei o resto do dia matutando sobre a sentença do meu parceiro de trabalho, que tem sangue espanhol, coração de felicidade e fala mais do que papagaio na chuva.

Na música, não consigo ver gente à moda Caetano, Chico ou Vinicius. Não há novas canções que façam a juventude caminhar contra o vento, os desanimados cantarem que ser alegre é melhor do que ser triste, os românticos declararem que irão amar devagar e urgentemente.

Ligo o rádio e só o que ouço é um tal de "prepara que, agora, é hora do show das Poderosas" ou "uísque, água de coco, para mim, tanto faz". Nada tem muito sentido ou faz a gente ganhar um tiquinho de força para encarar o dia, para enfrentar a noite.

Bingo para a Galinha Pintadinha, mas ninar um bebê tão gostoso como fazia a voz de Caymmi em "boi, boi, boi" não se encontra mais. Brincar com a imaginação com uma casa muito engraçada sem porta, sem janela, ao som macio e elegante de Toquinho, também não vejo possibilidades.

Posso concordar que esse meu discurso seja de um saudosista ou um choro de muito dodói para pouco mertiolate, como me disse

...

•••

uma leitora dia desses, mas arregalo os olhos buscando novas fontes para melar a alma de vigor, de paixão por tudo, de sorriso por nada, mas não encontro.

Que delícia era se fartar de inspiração para amar lendo aquilo que Drummond escrevia a respeito do tão esperando dia em que chega aquela alma luminosa: "Quando encontrar alguém e esse alguém fizer seu coração parar de funcionar por alguns segundos, preste atenção: pode ser a pessoa mais importante da sua vida".

Hoje, as meninas têm gostado é das variações do cinza, de blogs de maquilagem e de vídeos engraçados do Porta dos Fundos. Tudo muito rápido, prático, debochado e incolor. Para amanhã, pouco irá restar na memória e quase nada se guardará para sempre.

Temo pelo dia em que as bancas de flores irão sucumbir diante da força dos presentes tecnológicos e que os cartões dos ursinhos carinhosos, cheios de perfume e de marcas de batom, vão estar estacionados em museus em vez de guardados em lembranças de grandes amores.

E essa toada de letargia de fazer por onde borboletas se alvorocem na barriga e grilos saltitem pelo cérebro vai atingindo a todos, mas principalmente aos que mais precisam de energia para transformar tudo aquilo que desanda pelo mundo.

Professores, enfadados de ganhar pouco e serem hostilizados por alunos, não têm mais o vigor de ensinar que a vírgula jamais poderá separar o sujeito do predicado e, assim, Maria sonhará eternamente com José.

O médico não quer olhar na cara e muito menos explicar a doença, o político não quer parar de roubar nem trabalhar às sextas-feiras, o cozinheiro nem pensa em dividir o bolo e jornalista não colhe notícia boa.

Está lançado o movimento "Alguém para se inspirar".

28/08/2013

O JORNAL DA LEONOR

QUE JORNALISTA é um "serumano" analfabeto, mentiroso, que pouco lê e que pouca profundidade tem sobre os assuntos os quais se mete a relatar, até os índios isolados da Amazônia já sabem e replicam.

Poucas profissões são tão esculhambadas e apanham tanto em praça pública. Em breve, a ciência deverá anunciar o nome da fobia de repórteres e de seus microfones, seus gravadores e seus bloquinhos selvagens, impiedosos.

Por isso tudo, demorei para botar fé em uma mensagem que recebi dias atrás de uma leitora que deveria ser recebida no jornal com tapete vermelho, colar havaiano e brisa importada do Mediterrâneo: Leonor.

Mesmo vivendo dramas diversos da velhice, a danada não abre mão de ler, repercutir, palpitar e sugerir rumos para meus textos e para outros colunistas de matutinos.

Os meus garranchos, ela comentou a todos dos últimos três anos. Certa vez, depois de um mal súbito, desapareceu por uns dias. Foi parar na UTI com uma complicação respiratória.

Fiquei bege quando a minha caixa postal chegou uma mensagem de Boris, o marido. Ele teve o cabimento de me explicar a "ausência" da mulher por aqueles dias e pedir, juro, pedir, em nome dela, desculpas.

Leonor me faz sentir menos o peso da vigarice do meu labor – da malandragem de se enfiar em tragédias humanas e relatá-las – de que tanto se fala.

...

● ● ●

Ela me permite uma diástole mais tranquila diante da não necessidade de um diploma para botar na parede e para "invadir" a vida alheia em busca de utilidade social, de dinheiro público roubado.

Ah, sim, a mensagem. Era assim:

"Hoje, dia do meu aniversário de 72 anos, fui ao oftalmologista, porque nem o jornal consigo ler mais direito. Você sabe que o jornal, nos últimos tempos, tornou-se minha razão de viver.

Troco ideias com você, com a Eliane, com o Hélio e Alexandre Schwartsman, José Simão, Suzana Singer, acho que só...

Todos sempre me respondem nem que seja com um agradecimento, mas fico feliz por estar pondo minha cabeça para funcionar. Sinto-me útil. Mas o médico disse que terei de operar o olho esquerdo, o que me restou. Não dá mais para aumentar o grau dos óculos. A catarata não me deixa mais enxergar.

Estou com muito medo, Jairo. Se eu perder a visão totalmente como aconteceu com o meu pai, não sei como vou ficar. Como irei me comunicar com vocês?".

As palavras me fizeram imaginar que, quiçá, os fabricantes de parágrafos, os pedreiros de períodos do dia a dia podem ter lá o seu valor. Informação ainda pode nutrir inteligência e pode ser importante, de fato, para uma ou duas pessoas.

Vou torcer para que Leonor passe bem longe da cegueira, embora a carga de conceitos dramáticos que rodeiem essa condição seja absolutamente arraigada de interpretações ligeiras.

Cegos leem jornal buscando sentidos para a comunicação: despertar emoção, somar conhecimento, transportar para lugares desconhecidos com segurança e atenção.

Mas o desespero de Leonor serve, a sua revelia, para acender a lamparina que ajuda a resgatar do submundo de frases rápidas, debochadas, sem nexo e sem crédito das atuais redes de gente algum sentido para gostar de quem produz informação.

Perdi o contato com Leonor desde 2019.

28/08/2013

A BICICLETA DO ANDRÉ

ANDRÉ é um moleque daqueles em que metade da humanidade bate o olho e pensa: "Meu Deus, o que será o fim disso? Como uma criança pode ter uma realidade torta dessas?".

Bem estragadinho em decorrência de um grau severo de paralisia cerebral, meu pequeno amigo baba um bocado pelo canto da boca, tem (mau) domínio sobre poucos movimentos do corpo, não fala nada muito compreensível e desafia o tempo todo os que veem no sentido da vida tudo o que ele não tem.

Mas o Andrezinho, subvertendo qualquer lógica idiota de um adulto que enche o bucho de arroz com feijão e depois vai arrotar "verdades" sobre a vida alheia, tem sonhos, faz projetos, solta sorrisos intensos e emite pelos olhos chamas de sentimentos.

A última do menino quase me desmancha em amor e em matutar a respeito da insignificância do meu carrão novo. Ele queria, de qualquer maneira, ter uma bicicleta. E mais: queria poder sair da cadeira de rodas – onde, para ter prumo no corpo, fica todo afivelado por tiras – e pedalar uma magrela só sua, livre à sua maneira.

Sem querer aplicar velhos conceitos mutiladores de asas no filho, Lina, a mãe, respirou fundo e sorveu do ar, como costuma fazer nos momentos difíceis de compreensão de seu rebento, os prováveis pensamentos que ele tinha por meio daquele pedido aparentemente exótico para uma criança em sua condição.

•••

•••

André queria sentir aquela emoção tresloucada do garoto que passa descabelado no calçadão da praia meio que pedalando, meio que falando internamente: "Ai que gostoso, ai que gostoso".

André queria o direito de imaginar e, quem sabe, praticar brincadeiras de cortar o vento. André queria uma infância igual, quiçá com pereba no joelho e frieira nos pés por conduzir sua bicicleta na chuva.

Toca a Lina escrever e pedir ajuda pra uma dessas trupes de gente que ainda existem no mundo dedicadas a fazer a diferença na vida de crianças que convivem com diferenças, sejam elas em decorrência de uma saúde debilitada, de deficiências diversas, abandono, violência e outros percalços.

"Seu Jairim, arrumamos uma bicicleta toda trabalhada na acessibilidade e vamos presentear seu amigo André, de surpresa. Diz a mãe, Lina, que se você estiver presente na entrega, a emoção do menino será ainda maior porque ele te gosta muito."

Diante da mensagem, segurei firme a rajada de choro, mas escapou uma goteirinha no canto do olho esquerdo. Ao André eu só havia dado, até então, abraços de amigo e palavras de possibilidades diante de todos os seus perrengues para conseguir uma escola, conseguir ir, conseguir vir e permanecer onde bem entendesse.

Em um parque, de surpresa, entregou-se a bicicleta do André em meio às pessoas de que ele tanto gostava. A princípio, ele ficou desnorteado com aquele mar de aceitação, de novidades e de realizações. Chorou confuso quando colocado na magrela.

Momentos depois, meu amigo ajeitou-se e, com a força possível para suas pernas fininhas e espasmódicas, pedalou e abriu-se numa risada de milionários. Lina teve o Dia das Mães adiantado. André teve aberto um futuro de novas esperanças.

06/05/2015

OS FILHOS QUE A GENTE (NÃO) QUER

"SEU JAIRO, amanhã eu devo me atrasar para chegar. Talvez eu nem venha, o senhor me desculpe. Ontem à noite, mataram meu sobrinho, com 16 tiros, ali no Paraisópolis – uma das maiores favelas de São Paulo. Vou ao enterro, porque pude ficar pouco no velório.

Minha irmã está arrasada, seu Jairo. Foi humilhada pelos policiais que foram ver o caso. Pareciam dizer que a culpa tinha sido dela por não ter controlado o filho direito, por não ter prendido ele em casa. Ele mexia com coisa errada, sim, seu Jairo, mas tentamos de tudo para ele ser uma pessoa do bem, honesta, trabalhadora.

A gente que é pobre de cidade grande, seu Jairo, tem de trabalhar muito, o dia inteiro, para poder sustentar os filhos e tentar dar a eles um pouco dessas coisas todas que vão aparecendo: um tênis de R$ 500, o senhor acredita que tem tênis de R$ 500? Uma roupa da moda, um jogo do computador, um celular que só falta voar.

Ninguém tinha orgulho do Vitinho fazer coisas erradas, não, e minha irmã sofria demais com ele, mas era filho, era amado e é doloroso ver ele ali caído no chão, cheio de balas, parecendo um bicho, seu Jairo.

Quem não quer ter um filho que seja honesto, trabalhador, que cuide da família? A gente não sabe onde erra com eles, seu Jairo. A gente pensa que está fazendo o melhor, a gente briga quando vê uma atitude errada deles, mas existe uma força que acaba arrastando eles para

•••

o mal, por mais que a gente reze e peça a proteção de Nossa Senhora."

As palavras e o choro tímido de Geni, minha ajudante, parecem ter-me posto anestesiado, a ponto de não conseguir reagir diante dela, de não conseguir dar-lhe um apoio sincero, daqueles que sustentam o amanhecer do dia seguinte.

Mais tarde, pensei que muitos e muitos filhos não são necessariamente aquilo que os pais sonharam, desejaram e desenharam como reflexo mais bem construído de si mesmos. Os filhos podem seguir os anseios de sua própria natureza ou os caminhos pelos quais os acontecimentos, as desgraceiras, a genética, a sociedade injusta e o diabo os levaram.

Filhos nascem com down, filhos adquirem vícios, filhos apanham na escola porque não são os fortões, filhos machucam os outros, filhos sofrem por preconceitos contra sua sexualidade, filhos fazem tatuagens horríveis, filhos se tornam ateus.

Minha mãe não queria ter um filho cadeirante, Geni, e fez da noite dia para que eu andasse e fosse uma criança como outra qualquer. Mas chegou o momento em que eu quis assumir o meu destino com minhas próprias rodas.

Sim, Geni, entendo que crescer com uma inconformidade física ou intelectual é bem diferente de crescer aprontando crimes, vexames e vergonhas para os pais, mas, muitas vezes, chega o momento em que o controle absoluto que se imagina ter da cria se esvai diante do ímpeto de eles quererem rabiscar o próprio destino.

Penso que mesmo aqueles filhos que são exatamente do jeito que a gente quer podem estar amarrados diante da angústia de fazer aquilo que não querem.

O fundamental, Geni, é buscar a calma na mente por, alimentando a esperança de que os filhos seguissem seus próprios caminhos, ter doado amor, dedicação, suor, ensinamentos, alegria e fé.

24/09/2014

PRESSA PARA MUDAR O MUNDO

MANUEL é meu amigo de última hora. Pai solteiro de um filho autista, arrochamos o abraço quando descobrimos pensamentos semelhantes sobre a prática da inclusão e sobre tantos melindres que alguns insistem em botar sobre o universo de crianças com deficiência, ainda encaradas por muitos como bibelôs, como problemáticos ou como bichinhos especiais.

As minhas conversas com o Manu, embora com conteúdos sérios, sempre descambaram para piadas e para risadas compridas depois de nossas observações de comportamentos bizarros diante das diferenças. Mas, para minha surpresa, uma carta escrita por ele dias atrás me fez chorar.

Pais que têm filhos vulneráveis se afligem diante da possibilidade do abandono ao léu de suas crias depois de sua partida. Eles têm pressa, têm urgência para mudar o mundo. Eles trabalham dia e noite em busca de uma estrutura de apoio viável para a tranquilidade futura de seus meninos e para ensiná-los, de alguma maneira, a rachar o ovo para descobrirem a gema.

Em um trecho do desabafo, Manu faz uma revelação tão profunda de sentimento em torno dessa situação que não pude me conter. Copiei para botar aqui neste espaço onde "serumano" ainda tem vez:

"Quando cuidamos de alguém que achamos ser mais frágil, dependente, geralmente cuidamos de estabelecer uma rede de pro-

∴

teção, aumentando a percepção do que consideramos família. Abrimos mão de pequenos orgulhos e convicções para estabelecer afetos com pessoas que podem nos ajudar".

Imediatamente me lembrei de minha mãe me ensinando a dar bom-dia até para o gato velho e sujo do porteiro da escola. Lembrei-me dela sorrindo para desconhecidos, mesmo cansada ao extremo ao final do dia por ter empurrado minha cadeira de rodas por horas em ruas esburacadas da cidade pequena do interior. Mamãe estava tentando mudar o mundo e eu nem sabia.

Pensando no porvir de filhos com impedimentos físicos ou intelectuais severos, pais perdoam e tentam minimizar o *bullying* na escola porque precisam da escola, pais aceitam ver os filhos carregados nos braços por estranhos como opção a não vê-los ausentes do que têm vontade de viver e experimentar.

Pais evitam contratempos com vizinhos devido ao receio contínuo de precisar deles em um momento de pânico para acudir seu garotão tetraplégico preso no elevador. Pais de filhos com deficiência engolem sapo e o bodoque junto para conseguirem vaga na clínica pública de reabilitação, na primeira fila do avião e na sala do patrão para pedir perdão por não ter ficado para o serão.

Pouco se fala no Brasil – e menos ainda se constrói – a respeito de moradias apoiadas ou com assistência, onde um adulto com down, por exemplo, poderia viver de maneira plena, com auxílio de profissionais que garantissem seu bem-estar e sua autonomia, sem a necessidade de uma doação ininterrupta da família ou de favores.

Torço firme para que a angústia do Manu por querer dar um turbo na consciência social a fim de que esse mundo mais solidário, mais plural e mais acolhedor com as diferenças aconteça depressa seja, no fundo, sentimento de todos aqueles que entendam o direito de viver e de amar incondicionalmente.

03/12/2014

UM BRASIL QUE SÓ DO JAPÃO SE VÊ

LÁ DO JAPÃO, vimos uma mulher cadeirante de 56 anos quebrar recordes mundiais e ganhar mais uma medalha de ouro paralímpica para o Brasil. Lá do Japão, descobrimos que uma menina pequena, de 23 anos, foi laureada de forma inédita no halterofilismo depois de levantar 137 kg.

Dá para ir além. Lá do Japão, nós nos emocionamos ao ver um rapaz nordestino, também campeão no evento de Tóquio, reproduzir no ar, com sua única mão, a metade do gesto de um coração.

Deu para ver também um jovem cego, em sua estreia em Paralimpíadas, atravessar uma piscina em velocidade tão alucinante que não teve para ninguém: venceu e nos encheu de orgulho.

Por fim, que dizer de uma garota, também com deficiência visual, que, ao ganhar ouro inédito no judô, na terra do judô, homenageou a própria namorada em seu breve discurso de agradecimento?

Interessante notar que as cenas vindas do Oriente mostram plena harmonia das chamadas interseccionalidade, que é quando uma condição social se sobrepõe ou convive com outra ou outras.

Temos, nos Jogos Paralímpicos, "heróis" com deficiência, que também são negros, que podem ser mais velhos, que podem viver em periferias, que podem ter nascido longe do eixo Rio-São Paulo e que podem pertencer ao universo LGBTQIA+.

...

O problema, porém, é que quando tiramos os óculos nipônicos, voltamos à terra da exclusão e turva-se a límpida visão sobre as possibilidades de vida da pessoa com deficiência e com todas suas demais características. Tudo passa a ser muito complicado, complexo, quase impossível.

Em solo brasileiro, um cadeirante ainda é tido como alguém "preso em uma cadeira de rodas", aquele cara que quer conseguir trabalho por meio de cota, que toma muito espaço em ônibus acessíveis, quando esses existem.

Por aqui, atravessamos o cego na esquina sem antes perguntar se ele gostaria mesmo de ir para o outro lado da rua. Por aqui, pessoas com nanismo são alvo de chacotas e preconceitos explícitos em todos os lugares, nas mais diferentes situações.

Se falamos de uma pessoa acima dos 50 anos, a mentalidade é que ela já tem pouca lenha para queimar e, se guardar alguma diferença física ou sensorial, é o fim de linha total, sem chances.

Também na pátria mãe gentil, as questões da sexualidade do povo "malacabado" são praticamente inexistentes, um tabu, um pecado pensar que essa gente ainda quer manifestar seus desejos, suas identidades de gênero.

Atletas paralímpicos, todos com alguma deficiência, são responsáveis por guardar em uma mala da história brasileira a marca de cem premiações de ouro ao longo dos Jogos. São responsáveis por elevar o Brasil à categoria de superpotência paradesportiva. São responsáveis por cenas que nos emocionam, nos fazem refletir, nos fazem ter orgulho. Tudo de lá do Japão.

Só falta, agora, transformar a distância de cerca de 17.000 km que separa os feitos realizados na terra do sol nascente das cenas de exclusão e capacitismo – o preconceito contra a pessoa com deficiência –, que persistem por aqui, em um grande momento de virada de chave, de reconhecimento legítimo do valor das diferenças, quaisquer diferenças.

02/09/2021

A VIDA DAS BORBOLETAS

NUNCA TINHA atentado para o fato de que perder a memória representa perder a própria história, perder momentos de prazer aos quais se socorre no desassossego. É como não ter o ontem para fortalecer o hoje, não ter a experiência para errar menos ou avançar mais.

Foi esse o ponto que me ganhou e me comoveu em *Para Sempre Alice*, com estreia prevista para as próximas semanas, no Brasil, e que colocou a atriz Julianne Moore na lista de concorrentes ao Oscar de melhor atriz neste ano.

O drama da película se torna ainda mais agudo porque sua personagem principal, Alice, aos 50 anos, descobre que tem Alzheimer, em franca atividade profissional e muito jovem para os padrões conhecidos da aterradora doença, que avança arrastando estruturas familiares e convicções de vida.

Na minha roda de amigos, Tabata sempre tinha uma história hilária para contar a respeito dos esquecimentos da mãe, supernova e ativa, mas com a "cabeça na Lua". Ora ela saía de casa e deixava a panela de feijão no fogo, que virava carvão, ora ela trancava o povo todo por horas na sala ao ir trabalhar e levar as chaves.

Mas houve um dia em que a mãe perdeu a orientação na rua. Não reconhecia as redondezas, os restaurantes, os cruzamentos. Não conseguia teclar os números dos telefones das filhas, não sabia o que fazer de si mesma. Pouco tempo depois, o diagnóstico de

• • •

Alzheimer, mesmo a mãe não tendo nem a idade convencional para ser considerada idosa.

Ter a consciência de que o cérebro está apagando, aos poucos, as lembranças de menino, os conhecimentos da faculdade, os beijos tórridos, os contornos dos rostos daqueles que compõem os seus conceitos maiores de felicidade desequilibra qualquer projeção de futuro.

Tão grave quanto a devastação causada pela doença é a ausência de maturidade e de espaço social para compreender e tomar medidas de proteção, apoio e convivência com as vítimas, até pouco tempo tidas como caducas, lunáticas.

O terror de famílias que possuem "esquecidos" em suas órbitas é que, em algum momento, seus entes se tornem indigentes de grandes cidades ou tidos como anedóticos diante de suas ausências legítimas de referências concretas de si mesmos.

Some-se a isso a angústia de tentar se preparar para os impactos do dia a dia, que parecem inimagináveis: esquecer de se alimentar, esquecer-se dos pequenos desassistidos, esquecer-se do que era importante não se esquecer.

Quando o Alzheimer atinge pessoas em franca atividade intelectual, agrega-se ao rol de desafios o de ver esvair do nada as construções complexas da matemática ou o acervo precioso de Neruda. Fica apenas o homem, que rapidamente se desfaz como papel em chamas de seu diário vital.

Para Sempre Alice reforça o conceito com que invariavelmente se tromba na existência, mas que pouquíssimas vezes consegue causar a transformação que deveria: o de que a vida das borboletas é exemplar.

Enquanto habitam a terra, os bichos multicores percorrem rapidamente belezas naturais, encantam olhares, viram inspirações de amores, são alvos de caça, germinam flores e deixam rastros de renovação no Universo. Contudo, borboletas perdem suas histórias no relance de se encantarem consigo mesmas.

11/02/2015

OS DESEJOS DOS VELHOS

VÓ NAZARETH, 80, saltou de paraglider, do alto de um morro, lá em Caraguá, no litoral paulista. Viu em outra perspectiva o mar, as ondas e a areia da praia. Experimentou o vento batendo forte no rosto e as emoções misturadas. Relou no dedo de Deus. Ela fez o que quis, o que deu na telha, o que tinha vontade.

Na realidade, ela não é bem minha avó, mas uma leitora de primeira hora que acabou se tornando amiga de toda hora. Cosmopolita, atualizada e inquieta, vó Nazareth me alerta diuturnamente que certas maneiras de interpretar a velhice estão em desuso, são *démodés* e cheias de estigmas.

Minha mãe vive reclamando de que eu e meus irmãos interferimos demais em seus desejos, que não consegue ser velha à sua maneira, realizando a seu bel-prazer suas vontades. Por ela, o sofá seria reformado a cada seis meses e sempre haveria uma nova reforminha na casa já mexida dezenas de vezes. Teria 13 cachorros. Jamais visitaria um médico.

Parece que sempre a vontade de proteger, de evitar que o velho se exponha a riscos passa à frente de sua personalidade, tal qual a de uma criança indefesa e inconsequente. Mesmo quando há necessidade flagrante de amparo, seja pela condição física frágil, seja pela mente em desordem, me parece haver excessos ou pouco cuidado no tutelar dos mais velhos.

Mas há também avanços, exemplos inspiradores. Nesta semana, começou a ser propagado nas "internets", como dizia o magistral

•••

...

Cony, um vídeo em que um homem de 91 anos conta sua experiência como aluno novato de uma faculdade de arquitetura.

Em dado momento Carlos Augusto diz assim: "Não sei quem foi que fez um comentário na internet achando que eu tô perdendo tempo. O tempo não é o dele, é o meu. Mas o meu que eu tô perdendo é aprendendo".

Em outra situação, anos atrás, eu e minha mulher estávamos em Amsterdã, na Holanda, e escolhemos um bar superdescolado, na ponta de um canal, para tomarmos umas biritas.

Enquanto bebericávamos um vinho qualquer, em um clima meio bucólico, na mesa ao lado, um casal de idosos se divertia como se não houvesse amanhã, enquanto fumava um cigarrinho do capeta aparentemente muito prazeroso e libertador.

Claro que também é muito necessário que se compreenda que, às vezes, o velho quer apenas o prazer do tempo vagaroso, da companhia do gato, do silêncio das tardes de domingo. Embora a tendência natural seja ver apenas melancolia e solidão nesses movimentos, pode também haver desejo legítimo.

Desejo do corpo cansado que quer refúgio na cadeira da varanda vazia, desejo da cabeça fumegante que não quer pensar em nada. Desejo de se retirar das regras de ter sempre de fazer algo e deixar o sossego tomar conta dos poros.

É fundamental que haja mentes mais abertas para a compreensão e abrigo de uma realidade cada vez mais povoada por cãs. Assim como abertas devem estar as portas de universidades, de escolas, de academias, de baladas, de picos de salto de paraglider.

Mais que tudo isso, porém, é necessário ter maturidade para entender que os desejos dos velhos precisam, algumas vezes, do amparo do neto, da compreensão do filho, do apoio da sociedade, do trato do médico, da elegância de um vizinho.

Naturalizando a maneira como se relaciona com o velho – indistintamente perto de todos nós – sem eufemismos, exageros e empáfia, abre-se um caminho promissor para que toda diferença também faça sentido, também emocione e também seja apoiada em seus desejos e vontades.

23/01/2019

ALICE NO PAÍS DAS "DESMARAVILHAS"

ESTAMOS NA Semana Mundial do Brincar, promovida pela organização Aliança pela Infância, e a mobilização pelo pleno desenvolvimento dos pequenos me remete ao mundo de Alice, uma garotinha de 7 anos, que convive com uma deficiência grave e cujas liberdades de descobrir-se e estar em sociedade esbarram em questões primitivas como o não reconhecimento da diversidade e a não abertura de caminhos para que qualquer "serumano" exerça sua cidadania.

Agir com a cabeça foi a resposta da menina para o universo que a enxerga como alguém alheio ao comum e, com isso, tendo de lidar com enfrentamentos exóticos do tipo ter negado seu direito de escolher onde quer estudar, onde quer passear, onde quer ser criança – por falta de acessibilidade, de humanidade e de conhecimento.

Com os movimentos do corpo quase todos comprometidos e sem usar a fala, Alice, com apoio de uma adaptação simples em volta da cabeça, pesca, em uma caixa – ou numa fila organizada pela mãe –, letras por letras que vão formando palavras, que fazem surgir parágrafos e que darão sentido a um livro.

Talvez não vá ser a maior obra literária do planeta, mas a delicadeza, a intenção e o amor de seu feito já a faz ser uma das minhas preferidas, antes mesmo de ser publicada e lida.

Quando a gente sabe um pouquinho mais do esforço para parir um livro, é quase natural ter carisma pela cria.

Em vez de contar sobre um país cheio de seres imaginários e de desafios e encantos, a brincadeira intelectual da menininha começa

•••

...

desenhando um ambiente em que não há buracos nas calçadas para que ela e outros consigam transitar com mais dignidade. Alice é resistência em um país de "desmaravilhas".

A despeito de alguns encherem páginas da história de dor e sofrimento por suas condutas desastrosas e sem empatia num país tão adoecido e carente, uma garotinha pinça a conta-gotas esperanças de uma realidade melhor.

Incrível como as falhas urbanas e arquitetônicas oprimem o coração dos pequenos com deficiência, mas seguem sem mobilizar nos adultos esforços reais para uma solução definitiva, concreta contra o concreto apodrecido, largado, abandonado.

O sacolejar provocado pelos buracos de rua faz tremer, além da cadeira de rodas, a segurança de ser benquisto, o desejo de querer ir além da porta da própria casa.

Nesse cenário, o brincar inclusivo torna-se ainda mais importante, e a brincadeira de escrever de Alice, mais relevante.

Quem brinca viaja para longe das dores das mazelas da imaturidade que teima em apartar, em olhar torto e em não dialogar com as diferenças. Quem brinca cria soluções mágicas e acolhedoras para desajustes que impedem a plena liberdade de sorrir e de ser.

Assim, uma casinha de papelão se torna palácio para qualquer tipo de princesa, aparelho ortopédico se torna armadura de super-heróis com poderes super-humanos e letrinhas apontadas com a cabeça, com a força que resta a uma criança, tornam-se mais uma tentativa de chamar a atenção para as imperfeições que atrapalham o tempo da infância feliz.

Alice, como toda criança, não cabe em uma toca, ainda mais aquela delimitada não por um coelho espevitado, mas por carência de evolução de valores humanos.

Que seja o propósito de todos os que entendem este momento como uma chance de fazer tudo melhor, pensar sempre no mundo de Alice – e pensar para ela e para qualquer criança – as maravilhas de brincar.

26/05/2021

QUANDO DE REPENTE PARA O CORAÇÃO

CONVIVO COM muitas pessoas que guardam em si enfermidades que vão levando, devagarinho, mas de forma constante, as possibilidades de saracotear livremente pela vida. A amizade, as trocas de experiência e a labuta por inclusão, muitas vezes, fazem os mais próximos perderem a noção de possíveis breves e repentinas finitudes desses chegados.

Eu o chamava "Leozim", por carinho, embora ele fosse superlativo em várias de suas características, na personalidade e também na juba, entre o ruivo e o loiro, que deixava criar em alguns tempos.

Chegava com uma voz mansa e baixa perto de mim, na redação da *Folha*, onde foi trainee e repórter, a bordo de sua cadeira de rodas motorizada, ajeitava os óculos e disparava com timidez e firmeza:

"Gostei muito daquele texto que você escreveu sobre sexo e os 'malacabados'. Precisamos pensar mais seriamente na questão do prazer das pessoas com menor mobilidade, das pessoas com deficiência. Ainda bem que você sempre se lembra dessas bandeiras".

Se eu me lembrava de uma flâmula ou outra relativa ao universo da inclusão e da diversidade, o Leozim era a personificação da ação, era ele quem a levava para as ruas.

Sem soltar um grito, mobilizou a Escola de Comunicação e Artes da USP em torno da discussão de que nenhuma faculdade é tão boa assim se ela não é capaz de atender bem todo "serumano" que nela pisa ou roda. De lá, saiu doutor.

•••

•••

Assim como outras pessoas que vão se esvaindo dia a dia pela força da herança dos genes, o Léo tinha em si um poder que é de poucos: se reclamava, nunca era de sua condição, mas das falhas do mundo; se chorava, era pela emoção gerada pelos outros, e não pela força de seus retratos; se inspirava alguém, desviava o olhar para uma causa plural.

Penso que neste tempo, com todos guardados dentro de casa, estamos experimentando alguma perspectiva mais próxima da vida curta do meu amigo Léo: muitos "assim não pode", "assim não dá", "assim é perigoso", "limite-se a ficar neste quadrado".

Não que ele se privasse de prazeres; muito pelo contrário, ele sempre se expôs. Mas uma condição diferente impõe ao vivente os sabores e dissabores de ter de olhar e habitar sua aldeia também de maneira diferente, nem sempre em meio a delícias.

Enquanto, cada vez mais, o corpo do Léo ia tendo a musculatura paralisada, mais força ele parecia ter para enfrentar a indiferença para com o respeito às múltiplas formas de poder viver e de ser feliz.

Talvez por isso ele fosse um "arroz de festa". Não perdia nada, era sempre um dos primeiros a chegar. Talvez a presença tão forte do meu amigo em todo lugar tenha sido prenúncio de sua despedida num lampejo, que, pelos tempos de coronavírus, obrigou a família a dar um adeus restrito.

Mas sou convicto de que meu amigo defenderia, até o fim, o melhor para todos em vez de um agrado a si. Não porque fosse um ensaio de querubim, mas porque era um raro humano.

Leonardo Feder assistiu a um pouco da promessa de uma humanidade mais atenta e solidária. Tinha lá seus ceticismos, mas cria que tínhamos jeito.

De repente, sem alardes, com o silêncio da sabedoria e da resiliência, Leozim foi a um canto da casa e seu coração parou, sem alerta.

Num momento de tantas perdas, sentir no peito um coração pulsante, perceber a mente atada ao que se ama, deveria ser uma obrigação. Rever privilégios deveria ser uma obrigação. Afinal, nem todos teremos a chance de simplesmente ver o batucar cardíaco parar de relance. Ele pode sacudir todos nossos órgãos para nos acordar do que estamos perdendo.

29/04/2022

A POTÊNCIA DOS AFETOS

UMA QUERIDA amiga sofreu um acidente doméstico grave e, como consequência, correu o risco de amputar um dos dedos da mão. Depois do atendimento de emergência, de cirurgias complexas, de dores e de horrores internos, ela se recupera, lentamente, bem.

Do trauma à ambientação em sua nova realidade, que passa por reabilitação motora e reaprendizado de movimentos, pelo reconhecimento de uma "nova mão" reconstruída, de uma nova estética, ela colocou como fundamental em seu desafio a presença real dos bons pensamentos, dos desejos de melhora emanados por toda a gente.

Ela escreveu assim, na postagem em uma rede social de uma fotografia de um belo vaso de flores que recebeu em casa de algum fraterno: "Carinho que cura".

Passamos despercebidos, geralmente, pelo potencial curativo de um apoio, um afago, um beijo, um abraço, uma mensagem de fé para quem passa por turbulências do viver. Dar concretude à esperança dos outros por dias melhores tem impactos inimagináveis e reais.

Mais do que desejar "força" para quem tem desafios a enfrentar, podemos nos oferecer a compartilhar um pouco do peso de uma situação nos fazendo presentes em falas, gestos, atitudes sinceras e abrindo bem os olhos para enxergar os gritos silenciosos de quem passa por perrengues.

E isso não é necessariamente fácil. Para conseguir chegar ao efeito da sensação de "cura" do outro, temos de domar nossos famige-

•••

...

rados leões internos e reclamões que urram diuturnamente atrás de satisfazer apenas a si mesmos, esquecendo que há outras centenas de bichos famintos na selva.

Um dia desses, minha filha Biscoita fazia lamentos de uma saudade e ficou acabrunhada, largada no sofá da sala, remoendo seu sentimento, estirada ao sofrer. Em princípio, adotei o caminho mais fácil, o tamponamento simples, dizendo que aquilo passaria logo e voltei para a reflexão de minhas próprias lamúrias de ausências.

Minutos depois, provavelmente beliscado pelo anjo da guarda de minha menina, guardei meu calundu no bolso, peguei a pequena no colo, massageei seu coração e falamos sobre chegadas e partidas, sobre perdas e ganhos, sobre o lado bom da saudade, que pode ser reviver momentos de presença ou o fim da espera e a hora de um reencontro. Ela sorriu e voltou a brincar.

Ser afetuoso e ajudar a curar pode exigir da gente despir-se das próprias urgências para oferecer a calma, pode representar redimensionar o tamanho dos próprios poços para que o outro veja a água no fundo do seu.

A diferença entre olhar com distanciamento a ferida alheia e mover-se no sentido de criar um unguento para cicatrizá-la é brutal.

A gente tem um dia melhor quando o bom-dia vem sorridente, a gente se fortalece quando sente que o choro é compreendido e compartilhado, a gente cresce mais seguro quando consegue dar vazão a sentimentos incompreendidos, a sensações que nos oprimem.

O afeto liberta de prisões emocionais erguidas sem tréguas pelos tantos dissabores implicados no existir, nas trombadas com os desafetos. Ele reorienta a nossa coragem de recomeçar, de amar mais uma vez, de compreender aquilo que sufoca, machuca.

Com toda a velocidade, estamos voltando às ruas, ao mundo, que ainda está em pandemônios e cheio de dores. Sejamos mais afetuosos.

24/11/2021

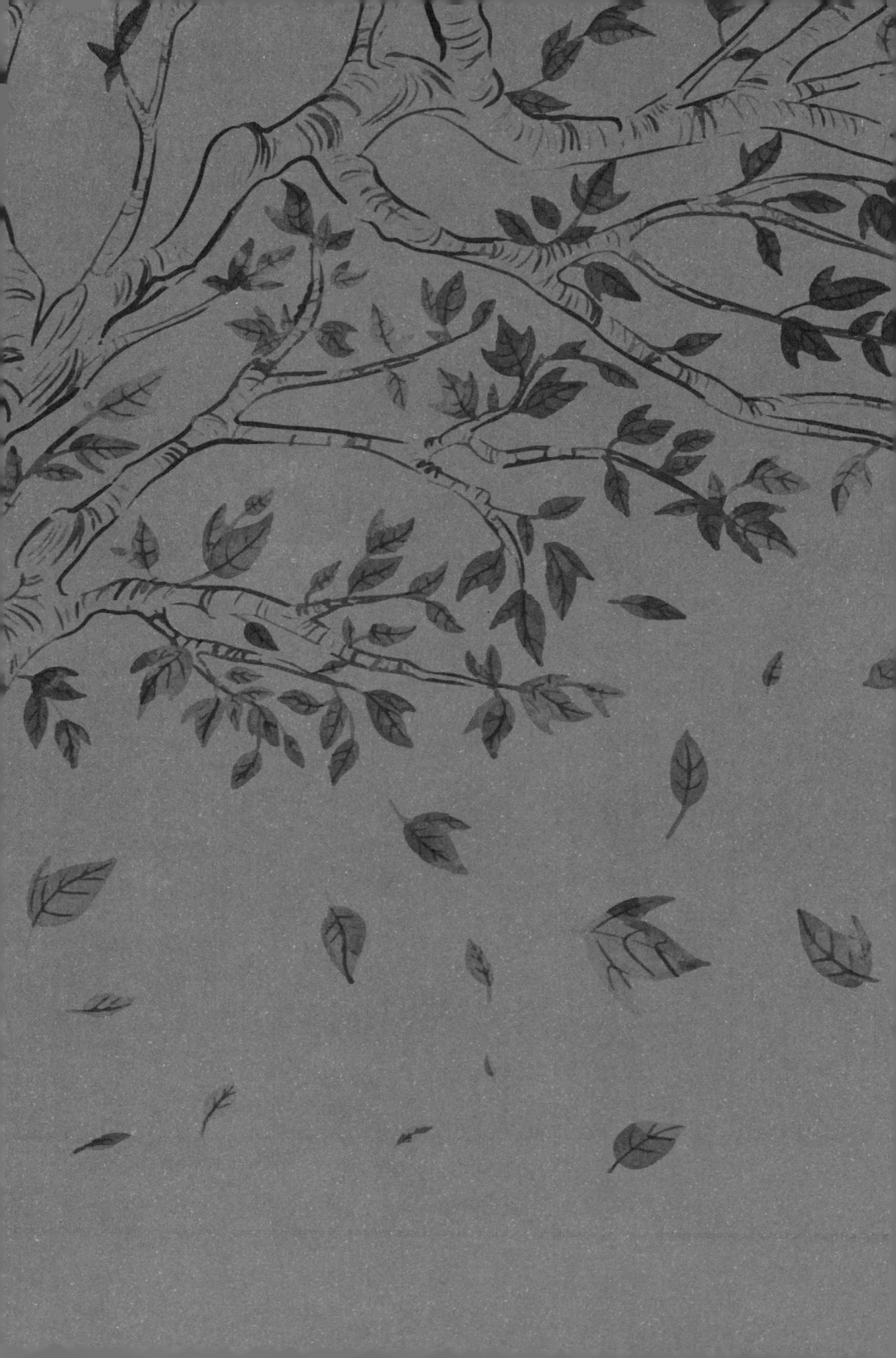

PARTE 4

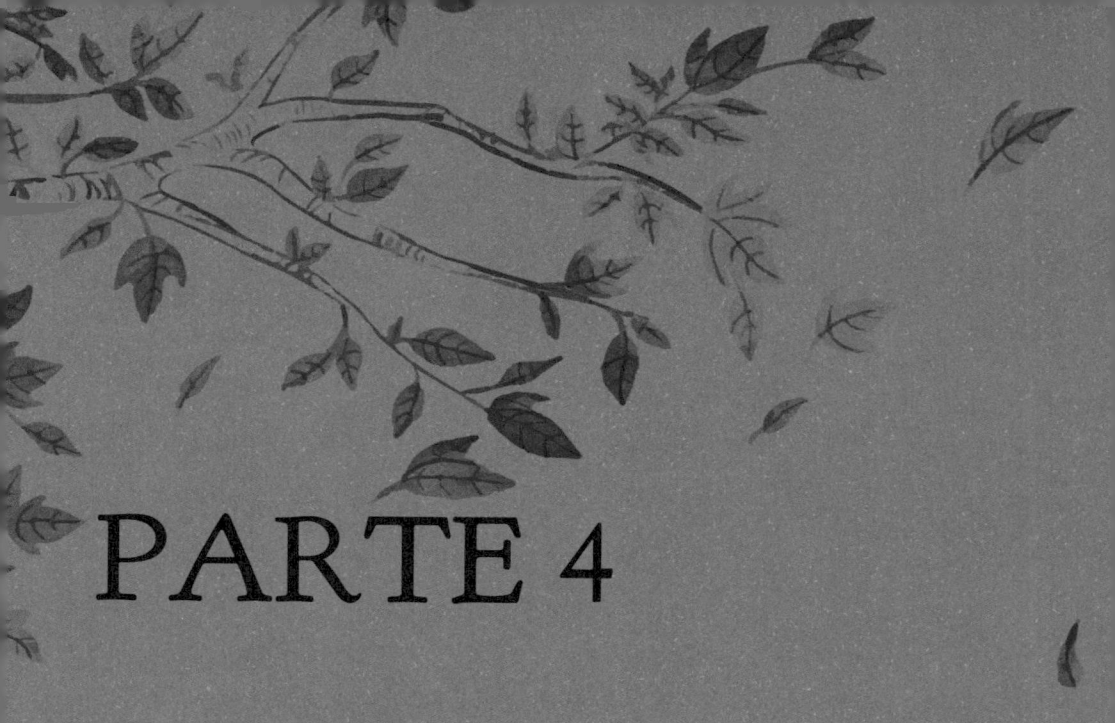

A desarmônica beleza da natureza e os direitos de toda flor

"Toda pessoa com deficiência, todo 'serumano', em sua essência, precisa, antes de qualquer juízo de valor sobre suas características, ter a chance de se expressar como é, de aprender como puder, de interagir do jeito que lhe convier."

NO BUCHO DA VACA

SEMPRE RECEBO mensagens pedindo ajuda financeira para fulano ir arrumar a funilaria avariada com um médico ninja que usa células-tronco na China ou mesmo para sicrano se submeter a um tratamento intensivo que levanta o peão da cadeira de rodas depois de seis meses de estica e puxa nos EUA.

Toda pessoa que vive nesse mundo paralelo da deficiência física ou sensorial já correu atrás de seus milagres ou mesmo de novidades "ultramega" exclusivas escondidas nas pranchetas de médicos e cientistas, geralmente malucos, para tentar voltar a ser "normal".

Depois que contraí a paralisia infantil, minha busca pela cura, que é evidentemente legítima para todos, foi menos sofisticada que ir ao Oriente e pouco tive a palpitar, uma vez que eu era um molequinho durante as tentativas mais exóticas.

Uma receita "infalível", que me livraria do vírus da pólio e me faria voltar a ter os movimentos dos cambitos, era me colocar dentro do bucho de uma vaca recém-abatida. Um luxo! Naquele ambiente "ruts", eu deveria ficar algumas horas, bem quentinho. É claro que aquilo não serviu para nada além de frustrar minha mãe e toda a família.

Não quero dizer que os doutores Ai Ki Dor que fazem tratamentos alternativos ao redor do mundo só aplicam placebos e são irresponsáveis. Mas que nunca vi reinstalarem os aplicativos em alguém e ele voltar a rodar direitinho, isso é fato.

Até hoje escuto na rua: "Isso que você tem não cura?". Primeiramente, ter uma deficiência é ter uma condição, e não uma doença.

● ● ●

• • •

Dentro dessa realidade, atualmente, o que é bem possível e fundamental fazer é se reabilitar.

Um "serumano" que tenha ficado tetraplégico, por exemplo, com orientações supimpas pode evoluir muito os movimentos das mãos, dos braços. Uma pessoa com paralisia cerebral pode ganhar no equilíbrio.

Os milagreiros, a meu ver, não estão escondidos do alcance geral. Eles estão, muitas vezes, bem pertinho, como nos hospitais da Rede Sarah, na AACD, no Hospital das Clínicas e em diversos centros de reabilitação que dão um "up" na qualidade de vida de qualquer pessoa com deficiência disposta.

É "di certeza" que a ciência está caprichando para fazer com que as células-tronco possam auxiliar na vida de quem teve o esqueleto avariado, mas é preciso dar o tempo necessário para que os antídotos funcionem com precisão.

Reafirmo que todos têm o direito de procurar seus buchos de vaca da maneira que bem quiserem. O que não se pode perder de vista, porém, é que o tempo urge e viver de forma plena pode ser mais simples e fácil do que se expor ao intangível.

20/07/2010

O PONTAPÉ DO ROBÔ

AGORA SÓ FALTA um ano e um tiquinho. Caso os deuses, juntamente aos chips, engrenagens e filipetas, colaborem, o Brasil vai mostrar ao planeta um garotinho quebrado das partes se levantar de uma cadeira de rodas com o auxílio de uma roupa cibernética e dar o pontapé inicial da Copa do Mundo. Imagino milhares de pessoas chorando e soltando em uma só voz: "Ahhhhh, que lindo!".

A tentativa para que esse momento de extrema emoção role, ao lado da bola e de alguns milhões de reais, acontece em um laboratório exclusivíssimo, no Rio Grande do Norte, liderado pelo sabido cientista Miguel Nicolelis.

Dizem que um macaco lascado já conseguiu, com parte da parafernália em desenvolvimento, fazer um tchu nos movimentos. Então, é questão de dias, de acordo com aquela música caipira chiclete e chata, para o danado fazer o tcha, o tchutcha, e o tchatchatcha e sair saracoteando. Coisa pouca.

Sou particularmente contra essa bobagem de pôr dinheiro, parte importante dele saído do contribuinte, em uma vestimenta robótica coligada a ondas cerebrais (oi?) para fazer menino dar uns passinhos e ludibriar pessoas, levando-as a acreditar que voltar a andar é algo simples e viável por meio de uma geringonça.

Aparelhos ortopédicos que tentam levantar "serumano" de cadeiras de rodas existem desde o tempo em que o povo usava Glos-

• • •

tora para aprumar os cabelos. Eu mesmo testei uns quatro ou cinco deles. Tudo inútil.

Apesar de terem resultados na melhora de marcha para algumas pessoas, geralmente para aquelas com pouco comprometimento motor, os aparelhos são agressivos e dolorosos para outras.

Recordo que o equipamento provocava tristeza em minha liberdade sobre rodas e que gerava uma expectativa infundada nas pessoas ao meu redor de que a cura estava próxima.

A roupa cibernética me parece mais uma vaidade para quem desenvolve tecnologia do que uma esperança real para quem aguarda um caminho para ganhar mais qualidade de vida depois de sequelas deixadas por acidentes, pela violência ou por enfermidades.

Cada pessoa com deficiência que teve os movimentos levados por intempéries humanas tem suas peculiaridades. A realidade e os anseios de um tetraplégico que está na labuta há dez anos são distintos dos de outro que entrou para o time há um mês. Penso que um ateliê de robozinhos andadores deva ser algo que nem o finado Clodovil conseguiria administrar.

Vender a ilusão de que acoplar um robô a meus cambitos parados há 38 anos será simples e delícia como passar manteiga em pão quentinho, para mim, beira o insano.

Criar a esperança de que todo o universo poderá ver um "milagre" pela TV e ampliar em alguns a crença infundada que "retomar os passinhos" é apenas questão de tempo e dedicação dos atingidos é de chorar pelado no asfalto quente. E tudo em prol da propaganda de um avanço imbecil de um país que não consegue garantir nem o básico direito de ir e vir.

Sou entusiasta da ciência, mas também sou defensor ferrenho da pesquisa que visa seriamente ampliar a qualidade de vida das pessoas com métodos que avancem com clareza, com comprometimento de aplicação prática e com mais pé no chão do que glamour. E vida à célula-tronco!

21/05/2013

FALA, RUI!

É "DI CERTEZA" que ter alguma dificuldade de fala é ter também um caminhão de melancia para descascar. São dezenas as situações cotidianas bem complicadas para serem resolvidas em decorrência da quase ausência das palavras ditas.

Muitos se condoem e ficam imaginando a labuta de não enxergar diante de uma sociedade tão apegada ao visual, mas não falar pode botar o cidadão em um mato sem cachorro em dias em que soltar o berro é básico para sobreviver.

São raros os casos em que as pessoas são absolutamente mudas nesta vida. Geralmente, o indivíduo consegue propagar alguns verbos, expressões, grunhidos, cacarejos ou mesmo uma frase simples em intervalos espaçados.

Um conceito bastante usado até hoje, de forma equivocada, é o do "surdo-mudo". Conheço vários seres viventes cujo escutador de novela é prejudicado, mas que falam mais do que o homem da cobra.

As cordas vocais podem ficar inativas em alguns surdos, mas, quando estimulados, quando possuem acesso à tecnologia, muitos deles conseguem desenvolver maneiras de botar a boca no mundo.

Agora, gente com dificuldade de dizer "Araraquara", "Pindamonhangaba" e "Itaquaquecetuba" tem aos montes. Pensar, por exemplo, que vítimas de AVC (acidente vascular cerebral) podem ficar com sequelas no departamento do palavreado é imaginar um volume considerável de pessoas no time.

...

•••

Só no Estado de São Paulo, no ano passado, foram 39 mil internações em hospitais públicos por causa de AVC. Como os sintomas ainda são pouco difundidos – tontura, confusão mental, dor de cabeça, visão limitada, perda de força ou formigamento de um lado do rosto ou do corpo, pronúncia errada de palavras, boca torta e dificuldade de compreensão –, demora-se para buscar socorro e está lá mais um "serumano" falando pouco.

O Rui, um fotógrafo amigo meu, foi um dos brasileiros que tiveram AVC e ficaram atrapalhados nas palavras. Ele até que proseia um bocadinho, mas demoooora. Como, cada vez mais, paciência e compreensão com as dificuldades alheias têm custado caro, não raro o Rui fica igual àquela música caipira: "falando às paredes".

Em viagem recente ao exterior, Rui passou maus lençóis ao tentar se comunicar com uma gringa que pedira a ele uma informação. "Éééééé... hummm... Sooorrrryyy..."

A moça foi embora, com um sorrisinho amarelo, e o Rui não terminou de falar o que queria: "Sorry, I don't speak English". Sem falar que – trocadilho infame! – deve ter imaginado aquilo que o senso comum tende a pensar de quem tem dificuldade de se comunicar com palavras: "Coitado, é bobo".

Mas nada consegue emudecer mais quem tem a fala afetada do que ficar tentando adivinhar o que ele quer dizer, completando palavras ou especulando sobre o raciocínio começado. Aí o caboclo trava de uma vez. Desse mal, também padecem e se enfurecem os gagos.

O silêncio tende a ser taciturno, tende a deixar as pessoas demasiado introspectivas, é alvo de olhares suspeitos. Em vários casos, porém, melhor seria se fosse possível compreendê-lo, respeitá-lo e encontrar um caminho possível para quebrá-lo.

25/09/2012

ESCUTA ESSA

PELO MENOS uma vez na vida você já deve ter trombado com um "serumano" surdo. Está valendo aquele sujeito da rodoviária que entrega uns papelinhos encardidos, pedindo "dá um real, tio", ou aquele velhinho da família que todos falam, falam, falam e ele só responde: "Heim?!".

Mas a galera que tem o escutador de novela avariado é imensa. Acontece que, como essa deficiência sensorial é mais, digamos, "discreta", muitas vezes, um surdão pode ser o seu padeiro ou o gerente do seu banco, mas você nunca botou reparo.

Por muito tempo, equivocadamente, usou-se o termo "surdo-mudo" para tratar o povo "malacabado" do sistema auditivo. Contudo, de forma geral, quem não escuta pode falar. Talvez não com aquele vozeirão do finado Lombardi, mas fala a seu modo, mesmo que seja por meios de gestos, da língua brasileira de sinais, a Libras. Raramente, um surdo tem também o silêncio para colocar no currículo.

E, dentro desse universo dos que não escutam, há uma divisão ainda pouquíssimo conhecida: existem surdos oralizados que fazem leitura labial, foram alfabetizados em português e podem usar a voz ou a escrita para se comunicarem – e os sinalizados – que usam os sinais da Libras e podem não sacar nada do que ensina o professor Pasquale.

Em ambos os casos, porém, os surdos têm perfeitas condições de interagir socialmente, não é preciso se fingir de cego quando se

• • •

deparar com um em sua rotina. Para os oralizados, o lance é sempre se comunicar olhando para ele, assim os danados captam o desenho da sua boca e está tudo certo.

Ah, sim, fale normalmente, não é preciso mexer a boca como se estivesse comendo um porco-espinho. Caso não entenda o que ele disse, peça que repita, peça que escreva.

No caso de um papo com um surdo que se comunique por Libras, a conversa pode ser um pouco mais enroscada para quem não manja absolutamente nada dessa língua. Mas não tem drama.

Da mesma maneira hospitaleira que se tenta interagir com um gringo, é possível interagir com o pessoal que se expressa por meio de sinais. Lance mão de gestos universais. Assim, para dizer "bora lá tomar um rabo de galo?", é só esticar o polegar e o mindinho, esconder os outros irmãozinhos, e chacoalhar a mão no sentido da boca. Ignorar é que não rola, não inclui e não é um ato de cidadania.

Por haver esses dois grupos, o ideal é que, em programas de TV, em filmes no cinema, em apresentações e em serviços ao público, haja sempre a opção de legendas – ou informações por escrito – e também a janelinha com uma moça mandando ver nos movimentos da Libras.

25/10/2011

VOCÊ SABE MEXER COM UM PC?

A ERA É DOS IPODS, aí não podes, iPads, smartphones, redes sociais, informações nas nuvens, na Cochinchina e sei lá mais onde. É um mundaréu de cacarecos eletrônicos para dar conta de entender, saber manipular, saber interagir.

Como não tem mais bobo no futebol, ninguém fica para trás e rapidinho aprende a conectar o cabo USB, a mandar o retrato por Bluetooth.

Acontece que, mesmo em uma realidade cada vez mais digital, ainda há muita confusão, dificuldade e formas erradas ou desvirtuadas de mexer com o básico do básico, com o PC, que, no meu planeta, é sigla para quem tem paralisia cerebral.

Com certeza, você já trombou com um cabra PC alguma vez na vida. Rotineiramente, eles passam por bocós ou incapacitados totais de juntar cré com lé. Isso porque a paralisia cerebral pode dar uma boa prejudicada no esqueleto do sujeito, e quem vê cara torta e boca aberta não vê coração, não vê cérebro, não vê nada capaz de fazer uma conexão.

E o que percebo como mais broca na peleja do PC para ser reconhecido como gente em sociedade são os casos graves, aqueles em que, da carapaça, sobrou pouco para o sujeito: não anda, não fala e mal consegue abanar a mosca do bolo, mas pensa, raciocina, faz "sinapse", respira e quer seu espaço, sua cidadania.

Tive uma prima PC, Lara. Nos tempos de antigamente, nos quais ela viveu, essa deficiência – que potencialmente detona a capa-

•••

cidade motora, e não necessariamente a intelectual – era tão negligenciada que as pessoas afetadas eram tratadas isoladas da humanidade, não raro vivendo dentro de quartinhos, afastadas de olhares curiosos.

Mesmo com quase 30 anos na lomba, Larinha, por pura ignorância da família, era tratada e estimulada como um bebê, o que é bastante comum quando não se sabe agir com alguém com alguma deficiência. Ela se foi, a ciência evoluiu, a medicina avançou e hoje crianças PCs, graças à força dos pais e às entidades ligadas à causa, estão desfilando nas praças e nos shoppings e enfrentando o cão chupando manga para poderem ser aceitas em escolas como qualquer outra pessoa.

A principal dica para "enfrentar" um caboclo com paralisia cerebral é tentar ao máximo mudar aquele olhar 43, com uma carga cheia de pessimismo, de valores predeterminados, de incapacidades suas que são projetadas no outro. Tentar ver o PC como um ser apenas diferente, que pode atuar no mundo de forma diferente, é o caminho.

Ignorar a presença de pessoa com paralisia cerebral em seu ambiente ou fazer papel de "ridicoloman" tratando-a como uma "despombalizada" das faculdades mentais sem saber se ela tem mesmo um comprometimento cognitivo grave é atitude do século passado.

Assim como há computadores de todas as potências e desempenhos, há PCs com diferentes avarias na funilaria. Eles podem circular normalmente por aí, apenas descompensados de uma perna, com uma parte do rosto meio repuxadinha, ou podem andar em cadeira de rodas e ser bem prejudicados no todo. Mas isso não importa. O que importa é que eles são seres viventes superiores e mais capazes que qualquer máquina tecnológica, que tende a ficar inútil de seis em seis meses.

16/08/2011

A SALA DOS BOBOS

TIA DULCE, a professora mais boazinha e paciente do colégio, era a escalada para cuidar da sala onde eram alojadas todas as crianças que alguém, por motivos torpes quaisquer, considerava "especiais".

A sala dos bobos ficava bem próxima à da direção, caso algum dos malucões que lá brincavam de escola precisasse de mais disciplina. Mas isso raramente acontecia. No máximo, eles gritavam de desespero, como se dissessem "odiamos isso aqui".

Passar por perto daquele local causava medo nos alunos arrumadinhos. As histórias que se propagavam durante o recreio do que acontecia com aquela gente eram terríveis.

"Eles babam tudinho nas carteiras", "eles têm olhares esquisitos", "eles brincam com insetos", "eles gritam e são sujões", "eles só veem figurinhas e comem o caderno".

Tudo era feito para que os alunos limpinhos não trombassem com os "especiais", pois poderia causar pânico ou um trauma. Era preciso separar, deixar aquele povo em seu devido lugar, de preferência um lugar reservado, que protegesse os normais.

Só consegui escapar da sala dos bobos porque minha mãe trabalhava no colégio e fez um barraco dizendo que eu era bem próximo de ser gente, apenas era prejudicado das partes, e não merecia aquele castigo.

Eu não era down, não era "tchube das ideias", não era autista, não tinha paralisia cerebral, não tinha, aparentemente, retardo intelectual que me fizesse receber a tatuagem de estranho. •••

∴

Na sala dos bobos só bobices eram aceitas e pouco importava se, para eles, aquilo tinha valor de cidadania, valor de conhecimento. Era apenas uma forma de dar um sossego para os pais.

O sucesso das salas dos bobos foi tão grande que alguém teve a genial ideia de criar a escola dos bobos, um local inteirinho dedicado aos "especiais"! Acabaria ali, "difinitivamente", como diria minha tia Filinha, o inconveniente de fazer um normal ter de interagir, a fórceps, com aqueles meninos e meninas diferentes.

O mais interessante é que idealizadores, apoiadores e depositante de pessoas nesses recintos propagam maravilhas do modelo que, tirando o paetê e a purpurina, poderia ser visto como sádico.

É ali que o "especial" aprende, é ali que o "especial" se sente bem, é ali que existem pessoas capazes de entendê-los e de respeitá-los, é ali que estão protegidos desse mundo cheio de pessoas perversas e sem defeitos.

Governos também curtem as escolas especiais. É uma excelente maneira de empurrar diferenças para debaixo do tapete e uma forma batuta de dar argumentos a diretores de ensino que não sabem o que fazer com um menino com alguma deficiência intelectual.

"Aqui não é lugar para ele, não temos como lidar com isso que ele tem e não há professores capacitados para tratar dele. Ele precisa de um canto especial."

Até quando o "serumano" irá negar que apenas o todo mundo junto faz evoluir conceitos como igualdade, tolerância e humanidade e irá inventar formas de apartar pessoas?

Escola especial pode ser até complementar, ser mecanismo de apoio, nunca um rumo concreto para direcionar o futuro de pessoas. Simplesmente pessoas.

15/01/2014

MISSÃO DE IRMÃO

A IDEIA do casal era bem definida e irredutível: teriam um segundo filho para que ele fosse o parceiro inseparável e incondicional do primeiro, que havia nascido descompensado da cachola e precisava de um grande amigo. O segundo seria perfeito, com alma de salvador e disposto a enfrentar o que desse e viesse, sendo o candeeiro da família para um futuro mais tranquilo.

Hoje, é possível pensar no segundo filho como elemento de reparação de um primeiro organismo que tenha nascido com alguma deficiência. Seria concebido para ser doador de um de seus órgãos, de parte de seu material genético e até de parte de sua própria vida.

Um grande amigo já me disse que entende a necessidade de um segundo filho como uma espécie de "poupança" para a velhice. Deixar a responsabilidade de cuidar dos pais nas mãos de apenas um rebento pode ser uma tarefa ingrata e exaustiva.

Em cada um desses conceitos, evidentemente, moram não apenas a racionalidade da solução de um problema que se impõe, mas também um possível compromisso de criar um ambiente repleto de bons sentimentos para o crescimento de "serumanos" solidários e a urgência de propiciar melhor qualidade na existência de um ente.

Embora tudo pareça ter um manto irretocável de justiça e humanidade, vir ao mundo com uma missão predeterminada soa como a fabricação de uma peça para girar uma engrenagem emperrada ou como ser o guardião das chaves do único caminho que leva à felicidade. •••

...

    Isso quando o que está envolvido não é um perigoso anteparo para um bastião de culpas, de medos e de sensações de fracasso. É vão o pensamento de querer compensar uma história com outra porque os enredos são sempre diferentes na lida real.

    Nascer para ajudar é realmente nobre, emocionante, mas é um tanto presunçoso acreditar que todos os elementos de uma vida podem ser controlados e moldados para a conquista de uma finalidade. Em essência, vir ao mundo envolve um absoluto fuzuê de possibilidades e de direções que podem ou não ser abraçadas e assumidas.

    É necessário algo além da sorte e da dedicação extrema na criação para botar todas as fichas na menina "segundinha" como excelente zeladora do caçula down ou autista, por exemplo. Há um contexto de preparo emocional a ser avaliado, de vocação, de interesse.

    O mesmo vale para imaginar o filho como o provedor dos pais debilitados pela idade.

    Dá gosto ao coração quando isso se realiza e acontece de maneira natural, embalado por consciência de gratidão, de amor e de transição lógica de gerações, mas não existem regras rígidas que determinem de maneira perfeita um caráter, um senso de responsabilidade ou mesmo formas de expressar sentimentos profundos.

    Como sou o caçula, meus irmãos não foram planejados para dar suporte aos meus perrengues de "malacabado", mas acabaram por abraçar, de certa maneira, demandas de minhas inabilidades. Eles me levavam para a escola quando podiam, passavam-me piolho quase sempre e cobravam da mãe igualdade de tratamento dentro de nossas diferenças. Meros irmãos, mera família.

22/04/2015

PORTADORES DE QUÊ, MENINO?

FOI EM UMA DESSAS livrarias que vendem quase tudo, menos romance *Sabrina*, não sei a razão, que vi a placa com os dizeres: "Fila reservada para portadores de deficiências especiais".

Fiquei sem saber se era ali mesmo que eu deveria pagar o meu carnê ou se aquele era um local reservado para uma nova raça de gente, tipo os "Navis", do *Avatar*. Mesmo ressabiado, notei que estava na fila certa, apesar da denominação um tanto exótica.

Esse negócio de "necessidades especiais" já saiu de moda há mais tempo que o pirulito Dip-Lik, aquele que vinha com um pozinho azedo e só criança mesmo para achar gostoso. Agora, portador de deficiências especiais já é caso de pedir a internação do redator porque ele pirou geral.

Promover a acessibilidade e dar condições a todos de ter vida social, cultural e profissional não têm nada de "especial", é básico, é direito.

Penso também que uma rampa, um elevador e uma sinalização não atendem apenas a quem tem deficiência, mas também aos idosos, aos carrinhos de bebê, aos carrinhos de supermercado, às carriolas de pedreiros, aos engessados, aos lascados em geral.

E será que alguém sabe me explicar o que é portar uma necessidade? Eu, como diria minha tia Filinha, "difinitivamente", não sei o que significa. Nunca ouvi ninguém dizendo: "Nossa, estou portando uma necessidade incrível de urinar".

• • •

...

Criar termos pomposos, a meu ver, é puro eufemismo e só distancia mais ainda dos ditos normais as pessoas com deficiência – termo considerado objetivo e adequado pela ONU em convenção ratificada pelo Brasil.

Assim, quem é cego não é "desprovido da luz do viver" ou quem é surdo não é "portador de inabilidade auditiva". Quem usa cadeira de rodas é cadeirante, palavrinha simpática e que facilita o entendimento de que, junto do ser vivente, irão mais quatro rodas.

Lá em casa e entre o povo do mundo paralelo, a Matrix onde foram enfiados as pesssoas com deficiência, os termos são mais desleixados e debochados: "malacabados", chumbados, lesadinhos, tortinhos, esgualepados, estropiados. Mas, na formalidade, em designações genéricas, usar cego, surdo, cadeirante ou pessoa com deficiência é mais bem-aceito.

Pior do que usar termos que não significam nada, porém, é tratar o povo com deficiência sempre como pessoas à parte da realidade comum de uma sociedade. Por exemplo, no horário eleitoral gratuito, é batata ouvir candidatos relinchando: "Vou fazer hospitais superbacanas para vocês, portadores de necessidades especiais". Ah, "fafavor".

14/09/2010

MÉDICOS

ORTOPEDISTAS COSTUMAM usar de pouco rodeio em seus atendimentos. Quebrou o pé, bota o osso no lugar, imobiliza, toma um Lisador de tantas em tantas horas, tchau, de nada. O doutor Nascimento era desses durões, mas penso eu que escondia flores, fotografias de família e mensagens de prosperidade nos bolsos.

Eu era menino e cheguei às mãos dele totalmente avariado. As pernas pareciam ganchos devido às atrofias, a coluna simulava o "s" do Senna e o meu destino como "serumano" era uma incógnita.

Lentamente, o médico consertou meu esqueleto, dando sustância a minha alma e me aprumando para a vida, nutrindo em mim a coragem de tentar ficar em pé ou de me realizar em outra perspectiva, sentado.

"O que importa, de fato, é a maneira como ele vai poder construir a felicidade. Ele jamais vai conseguir andar por conta própria, mas isso não vai impedi-lo de ser quem ele quiser", disse ele a minha mãe em minha última consulta.

Por mais que não queiram, médicos trazem consigo, apenas com a sua presença e suas palavras, um possível alívio para a sensação de desespero, um alento para tempos difíceis, uma chance de acalmar a rebeldia dos males que parecem querer afogar as esperanças.

Minha avó Florisbela, que peguei emprestada para sempre de minha mulher, caiu no banheiro na semana passada e quebrou o

• • •

∙∙∙

punho e o quadril. Faz uns dias, também está meio zureta das ideias.

O povo lá de casa ficou em frangalhos com a avozinha machucada e tudo o que queria era um afago menos derrotado do médico: "Não há muito o que fazer. Levem para casa e a mantenham em repouso".

Mas o que vai tratar as dores da dona Flor? Como ela pode ficar mais à vontade? Ela tem permissão para comer jujuba e feijoada aos sábados? Osso de velho não cola mais, mas um esparadrapo pode ajeitá-la um pouquinho no coração?

Bebês que nascem com deformidades, pai e mãe já imaginam os perrengues a enfrentar, o choro a ser chorado. Mas é o médico o cabra capaz de ajudar a acender uma lamparina que fará serem enxergados novos caminhos nas diferenças.

Quem descobre um câncer, uma doença avassaladora ou uma moléstia incurável, só com pouquíssima informação irá buscar o milagre ou o elixir da cura imediata. Mas vai desejar ouvir histórias bem-sucedidas de conviver com as perdas e saber que poderá mergulhar em piscina de bolinhas de plástico, ir a mais alguns shows do rei ou reler deitado na rede as poesias de Cecília Meireles.

A palavra da moda em medicina atual, em hospitais de ponta, é "humanização", cujo conceito é mais ou menos o ambiente e o próprio "seu dotô" servindo e amparando o paciente além do alcance científico e técnico, mas também com algum cuidado emocional e com a atenção de um abraço, de olhos nos olhos.

Do lado de cá do bisturi e do estetoscópio, acho o movimento importante, embora avalie que seja árdua a tarefa de ensinar ser humano, algo que se deveria ter começado a incentivar desde o berço.

Como escutei pela TV de uma médica do Einstein, Juliana Fernandes, que se dedica a auxiliar crianças debilitadas por doenças agressivas, em cada um dos pequenos "há uma parte" dela mesma sendo depositada. Que seja sempre a melhor parte.

22/10/2014

"PRENDAM AQUELE MISERÁVEL SEM DEDO"

NADA COMO O CONFLITO, a raiva e os embates mais calorosos para tirar das sombras pensamentos que explicitam o quanto uma diferença física ou sensorial tem poder de incomodar parte das pessoas. Quando os argumentos falham ou não são suficientes para satisfazer a revolta a contento, são os incontestáveis "defeitos de fábrica" os alvos de insultos.

Que o ex-presidente Lula gere razões suficientes para deixar o povo igual a um marimbondão preto, como diria minha tia Filinha, é passível de ser entendido, mas explorar o fato de ele não ter um dedo na mão para desmoralizar seu caráter, para mim, é o mesmo que gritar que um cidadão negro é macaco, que um gay é promíscuo ou que a garota que usa shortinho é vagabunda.

Já escutei de tudo dessa história da falta do mindinho do ex-presidente. Certa vez, o relato foi que ele mesmo "mandou decepar" parte de si para poder aposentar-se por invalidez e viver à custa do erário. Nessa ideia está implícita a mentalidade de que pessoas com amputações são inválidas, incapazes de trabalhar, de defender o pão com auxílio de próteses, muletas ou até pedaços de pau simulando pernas ou braços.

As piadas em torno do defeito físico de Lula são antigas, mas retornam agora, em momentos de tensão política, repaginadas em memes de internet, em postagens nas redes sociais e em compartilhamentos de grupos de aplicativos. Devo ter recebido umas dez

• • •

•••

vezes uma imagem do líder petista, com a mão no rosto, um esboço de sorriso e a frase: "Prendam este miserável sem dedo".

Até certo ponto, pode-se considerar natural ser visto socialmente por suas características, embora possa haver alguma dorzinha íntima por esses retratos: o careca da padaria, o gordinho da malhação, a moça manca do balé, o taxista de olhos esbugalhados, o jornalista "malacabado".

O problema é quando se avança de uma simples referência para localizar um indivíduo, de uma maneira piadista de ver o outro, para uma manifestação de ódio por aquilo que o diferencia da maioria das pessoas. Sejam quais forem as canalhices supostamente cometidas pelo vacilante novo ministro da Casa Civil, explorar de maneira pejorativa sua deficiência – em algum nível a condição é um fato – é praticar preconceito, travestido de pilhéria inocente.

Ter nove dedos não influencia de maneira determinante a personalidade de ninguém, assim como usar uma cadeira de rodas, ser surdo ou babar pelo canto da boca. Ser bandido, ser carola, ser justiceiro ou ser probo são aspectos do "serumano" construídos com elementos de vida diversos e que independem de condições corporais ou dos sentidos.

Uma vez que se toleram o xingamento e o ódio a Lula aliados a um mindinho ausente, de alguma maneira, respinga-se a agressividade a todos os cidadãos explicitamente honestos, trabalhadores e batalhadores que perderam partes do esqueleto para acidentes, doenças ou fatalidades.

Como todo brasileiro, torço para que seja trilhado o caminho da justiça e para que o país seja palco futuro de dias verdes, amarelos e vermelhos de confetes jogados sobre glórias e conquistas, não de embates enfadonhos e agressivos. Mas, até lá, que sejam pelo menos guardadas as foices e bicos afiados que dilaceram honras e hombridades.

23/03/2016

CADEIRA DE RODAS
NA MALHA FINA

NESTE ANO, a Receita Federal resolveu reter uns tostões da minha restituição do Imposto de Renda de trabalhador assalariado. E não foi porque declarei um curso de culinária no Himalaia ou porque lancei gastos com tratamento de levantamento de papada, foi porque comprei uma cadeira de rodas para acomodar a bunda.

A razão da presepada é que o Leão rosnou pelo valor elevado do equipamento. Não é de estranhar, uma vez que os preços das coisas na savana devem estar menos selvagens que os daqui. Some-se a isso o fato de que quem não precisa não faz a menor ideia do caminhão de dinheiro que é preciso levar para comprar uma boa cadeira de rodas.

Como cidadão que preza a honestidade, tentei falar com o seu Leão. Mandei e-mail explicando o fato e dizendo que poderia provar à realeza que o produto era mesmo mais caro que pão de queijo em aeroporto. Falei também que era "complicoso", como dizia minha tia Filinha, um cadeirante transitar por prédios velhos e sem acesso, como os da Receita, e que se pudesse resolver on-line seria "maraviwonderful".

O danado me respondeu rugindo que, "difinitivamente", não seria possível resolver assim, pelas "internets", que seria necessário ficar frente a frente com alguém que pudesse analisar se, de fato, eu não estava fazendo malandragem e sonegando tostões ao nosso fragilizado erário de onde retiram toneladas de cadeiras de rodas todos os anos em formato de remessas amoitadas de dólar ao exterior.

...

...

O que me deixa de pá virada, nesse caso, é que a Receita, em seus modernos computadores, tem em seu histórico toda a minha fácil vida "malacabada". Sabe de minhas necessidades básicas para seguir atrás de meritocracias, sem encher o saco, e não dependendo de famigeradas políticas públicas.

Catei uma pastinha, coloquei os documentos e fui. Na primeira unidade, o motorista do táxi só pode parar bem longe da portaria. Fui catando cavaco por calçadas esburacadas até que um bombeirão espadaúdo me ajudou a chegar a uma sala onde havia uma mocinha que me olhou com cara de "o que você perdeu aqui, meu filho?".

Mal me deixou falar e me despachou. "Não é aqui, não. É na Consolação". "Vai se consolar na Consolação", pensei.

Chegando lá, um prédio com acessos totalmente fora de padrões legais, dois meninos com jeito de estagiários me atenderam. Para ser justo, eles pegaram as orientações com um moço com cara de quem estudou muito para concurso, numa baia imediatamente ao lado da que eu estava.

– "O sr. tem como provar que precisa dessa cadeira de rodas?", me perguntou o garoto.

É nessas horas que seguro firme na mão de nossa senhora da bicicletinha: será que ele quer que eu me arraste no chão e peça moedas ou basta mostrar minhas canelas secas?

Não teve jeito de resolver na hora, mesmo com a nota fiscal em punho e o aleijado "in loco". O atencioso menino me disse que, no ano que vem, vou ser chamado oficialmente e aí tento provar novamente que não dei o golpe. O processo deve durar quatro anos, segundo ele.

Pensei em mandar tudo às favas e retirar a cadeira da declaração, mas meu amigo Marcão, que entende o sabor de cada bafolada do Leão, me fez prometer que defenderia minhas migalhas até o fim.

Iguais a mim, milhares de outros brasileiros serão questionados pela compra de dentaduras, andadores, aparelhos auditivos e até estadias na UTI. Defender os recursos da nação é inquestionável, mas tenho certeza de que é possível agir pelo bem do país com menos humilhação e mais consideração a quem de fato precisa.

28/11/2018

ESSA GENTE PEQUENA

O DIMINUTIVO é um substantivo e um adjetivo meio malandrão. Na hora em que a guerra aperta e é preciso um pouco de paz, ele é lançado apelando para os "coraçõezinhos" com os dedos, chamando a inimiga de "florzinha". Para agredir, para subestimar, ele é usado para dizer "povinho", "gentinha", "tampinha".

A vida das pessoas pequenas, bem pequenas mesmo, as anãs, também passa pela dualidade do diminutivo: são os seres "queridos e encantados" que não fazem mal – nem cheiram – para a vida de ninguém, podendo ser os eternos "engraçadinhos" de circo, moradores de florestas encantadas.

Por outro lado, é o "baixinho" sem vez, sem voz, sem espaço. O alvo da piadinha infame eterna, o ridículo de que nenhuma alma neste mundo nem nunca viu um velório, que morre afogado em gota de chuva.

Mas, enquanto essa lorota é reproduzida e, muitas vezes, tida como realidade, o povo pequeno batalha seu espaço, ganha Globo de Ouro, como foi o caso do ator Peter Dinklage, de 1,35 m, no domingo, e, sobretudo, tenta reverter séculos de estigmatização, que já renderam sofrimentos profundos de famílias em decorrência do alto índice de suicídios entre os membros desse grupo.

Quando o cabra é anão, ele precisa ser imenso durante as negociações, durante suas defesas de ponto de vista, na cobrança pela garantia de sua cidadania. Caso contrário, ele será engolido pelos

● ● ●

supostamente grandes que irão querer fechar questão impondo a vantagem física como argumento.

A mesma situação é vivida pelos cadeirantes, que, frequentemente, estão mais baixos que os outros mortais. Ser grande pode ajudar a assombrar o interlocutor apontando o indicador no nariz de seu alvo de cima para baixo, mas, felizmente, a natureza não botou o conhecimento no dedo médio, vulgo fura-bolo.

Nanismo não se adquire naquela loja "Pingo de Gente", muito menos na Lapônia. Fica-se miúdo por razões hormonais, nutricionais, genéticas, e as implicações vão de problemas ósseos a efeitos raros, como ficar com aparência de jovem por longos anos (é sério!).

O que não está no contrato para anão é, obrigatoriamente, ter de ser bufão – o que não é demérito, mas também não vem no DNA – ou ser pintor de rodapé, talvez, quem sabe, ser autor de rodapé, como qualquer sabichão dado à literatura, à pesquisa.

Não existe também regra da natureza que determine que um anão só encontre sentimento em seus iguais. Ah, não... Você nunca viu um pequeno grudado em um mulherão ou uma anã abraçada a um rapagão? Pois é bem comum. Opostos...

Como os olhares para os pequenos costumam ser viciados apenas em pequenez de pensamentos, adaptações para a vida desse povo são quase sempre esquecidas.

Alguém já viu balcão de boteco com um espaço mais baixo? E móveis para casa menos altos? Roupas para o anão? Sapatos? (Não, não valem as casinhas e trajes de bonecas ou objetos de criança.)

Diversidade humana é evolução. Não tolerá-la ou desrespeitá-la é o que representa retroagir no tempo e voltar até a época em que mentes brilhantes e capazes eram ignoradas e descartadas por pura ignorância e preconceito.

O termo anão caiu em desuso. Recomenda-se hoje usar pessoa com nanismo.

17/01/2012

PARA OS VELHOS, ROBÔS

FIQUEI IGUAL a um marimbondão preto, como diria minha tia Filinha, ao assistir pela TV a uma reportagem que mostrava as novas maravilhas robóticas criadas no Japão. A função das máquinas tecnológicas era inusitada: ajudar no trato dos velhos, fazer companhia a eles, cantar musiquinhas e tornar suas tarefas diárias supostamente mais seguras.

A ideia das invenções não seria, segundo seus criadores, substituir os cuidadores e acompanhantes, mas facilitar o dia a dia do idoso, dando a ele mais independência e oferecendo mais tranquilidade para toda a família... sei.

Dessa forma, um robô em formato de foca que pisca de maneira lacrimal faria sala para o vovô em alguns momentos, um outro contaria historinhas para boi dormir e ainda haveria um capaz de reagir à fala da vovó com gargalhadas, surpresa ou espanto. Valha-me, Deus!

Uma série britânica brilhante chamada "Black Mirror", disponível na Netflix, mostra de forma extremada, mas bastante verossímil, o possível custo de deixar que as relações humanas se tornem controladas ou mediadas por componentes eletrônicos e programas de computador. Tudo parece muito prático, fácil, moderno e confortável, mas, nas entrelinhas dos capítulos da série, vão se formando ruínas emocionais e lacunas de compreensão ao próximo tão angustiantes como perversas.

...

Em um dos episódios, por exemplo, os personagens são capazes de instalar na mente um software que grava ininterruptamente o cotidiano deles e que permite retomar qualquer trecho do dia e do passado e ainda exibi-los em uma tela. Assim, um confronto interminável de verdades e mentiras ditas é formado.

Fugindo da ficção, por vezes e vezes me distraio com os apetrechos do telefone celular enquanto minha Elis, aparentemente incrédula com a situação, baba em um bloquinho de plástico e resmunga minha atenção. Péssimo de pensar que o mundo on-line consome meu mundo de pai.

Claro que a tecnologia avança para fazer as chatices mais brandas, para entreter e para ajudar, mas apavora pensar que, em vez de gente, de neto, de parceiro, um robô poderá ser o interlocutor daquela situação engraçadíssima que o vovô já contou 300 vezes, com o mesmo entusiasmo e disposição de arrancar sorrisos.

O conteúdo da velhice merece futuro melhor que ouvidos mecânicos e palavras programadas. E não é exagero projetar que, para diminuir o "trabalho" de ser atento às demandas do avançar da idade, a humanidade vá criando mais e mais dispositivos para que cada um se vire por si mesmo apertando botões.

Mas nem tudo nesse jacarandá são cupins. Diego Ohara Silva, rapaz egresso de escola pública, filho de alfaiate e que conquistou o primeiro lugar no curso de medicina da USP neste ano – feito que cabe aos gênios –, declarou o seguinte motivo para se dedicar a uma nova carreira, haja vista que já era formado em engenharia: "Eu penso em cuidar dos meus pais".

Se há dureza na obrigação de assumir as consequências da velhice das pessoas próximas e tudo o que se quer são máquinas que desobriguem de desgastes físicos e emocionais, há também alguma ternura resistente em reconhecer o velho como razão de projetos de vida e de amor real.

24/02/2016

OS ABORTADOS DA ESCOLA

E NÃO É QUE o governo Bolsonaro, tão famigerado defensor dos valores familiares, está agora em defesa da separação da criança com deficiência da escola, em apoio ao ensino domiciliar para esses "pobres coitados" que não conseguem aprender nada em salas de aula convencionais?

Quem carrega o estandarte de tamanha cretinice é, mais uma vez, a nossa defensora-mor, a ministra dos Direitos Humanos, Damares Alves, que alega ser um pedido dos pais de crianças com autismo e de pessoas com deficiências mais graves poderem "ensinar" seus filhos dentro de suas gaiolas cotidianas.

De fato, não são poucas as queixas de famílias que abraçam pessoas com autismo severo sobre a dificuldade de adequá-las a uma escola regular, da falta de apoio e de preparo da escola para tratar da diversidade quando ela é extremamente marcante.

Nesse caso, então, o Estado chancela sua incompetência e opta pelo aborto escolar de um grupo de pessoas e também de suas mães, a quem, em geral, vai caber o papel de ensinar seus próprios filhos, de anular suas próprias vidas, de inviabilizar qualquer possibilidade de interação com o mundo lá fora.

Com a aprovação dessa medida escandalosa, em vez da insistência da criação de espaços plurais de educação, de avanço na qualificação e de acessibilidade nos lugares de ensino para atendimento de todos, opta-se por dizer: "Toma que o filho é seu".

...

• • •

Sinceramente, entendo a dor dos pais que se queixam do jeito largado que seus filhos com múltiplos comprometimentos ficam em algumas escolas, mas reforço que a angústia, a loucura e a alienação provocadas pelo isolamento têm efeitos mais perversos e definitivos.

Os exemplos de crianças em situações de extrema dependência física e intelectual que galgam resultados expressivos dentro de um ambiente escolar inclusivo estão por todos os lados.

O *bullying*, as falhas de tratamento e as ineficiências estão no pacote? Estão, mas melhor pedir apoio para o enfrentamento a essas desvirtudes do que esperar apoio assistencial miserável no futuro.

Não cabe a mim opinar a respeito de famílias que desejam educar seus filhos em casa alegando razões diversas.

Mas afronta minha vida, diretamente, pais de crianças com deficiência, sem outra opção mais humana e mais moderna, serem colocados no mesmo balaio, de serem levados a manter seus filhos "protegidos sob suas asas".

São situações muito diferentes e que Damares iguala sem compaixão, sem reflexão e com um arrazoado de argumentos.

Mesmo tendo eu algum controle de minhas faculdades mentais, até hoje ouço aqui ou ali pessoas dizerem que sabem "o que é melhor para mim", fazendo escolhas antecipadas por mim, tomando atitudes e decisões por mim.

Quando se transporta isso para um pequeno, a dimensão, evidentemente, se torna gigante, assim como as consequências.

Mas nessa tomada de atitude é preciso deixar claro que proteção extrema não é sinônimo de futuro amparado, que fazer de tudo para um bem-estar no meu mundo não significa ficar minimamente preparado para o mundo.

Toda pessoa com deficiência, todo "serumano", em sua essência, precisa, antes de qualquer juízo de valor sobre suas características, ter a chance de se expressar como é, de aprender como puder, de interagir do jeito que lhe convier. Qualquer outra interpretação é fruto de desalinho com a defesa da vida sob qualquer circunstância.

17/04/2019

INSENSÍVEIS, NÃO

O MENINO começou catucando a perna do rapagão. Em seguida, puxou os pelos da canela. Não contente, ele resolveu dar um beliscão caprichado. Nada. Como era possível o homem ficar impassível diante de algo tão doído?

E não são apenas crianças que se intrigam diante da ausência de uma sensibilidade óbvia, sobretudo nas pernas, de pessoas que tiveram lesões medulares após acidentes ou em decorrência de enfermidades raras.

Rasteiramente falando, é como se fios que saem dos membros inferiores e se conectam à medula, que por sua vez conversa com o cérebro, fossem cortados. Dependendo da altura em que essas ligações rompidas estiverem, será determinado, grosso modo, o nível de perdas motoras e sensoriais do sujeito.

Mas ninguém se torna insensível, não. Vários amigos meus "lesadinhos" têm o que chamam de sensações profundas. Às vezes, mesmo de maneira muito discreta, conseguem sacar que alguém está tocando em suas pernas ou está de saliência com suas partes.

Alguns detectam um calorzinho diante do fogo ou um geladinho gostoso dentro do congelador. Há também quem relate não ter sensação nenhuma da cintura para baixo e pronto. A lógica do corpo humano é de intrigar até os mais sabidos dos neurologistas.

...

•••

O que rola muito também é uma maluquice de transferência de pontos de alta sensibilidade no organismo do povo quebrado. Alguns tetraplégicos – aqueles que dão um trabalhão danado e têm movimentos comprometidos do pescoço para baixo – poderiam usar calcinhas ou cuecas na orelha de tanto que o local se torna ponto de prazer... ui!

Tive uma namorada, cadeirante como eu, que só olhar fixamente para o pescoço dela tinha quase o mesmo efeito que dar para a moça meio litro de pinga. A danada ficava mais assanhada que relógio cuco ao meio-dia.

Mas a ausência de sensações nos "lesadinhos" não é algo a comemorar pelo fato de o sujeito jamais ter dor de bicho-de-pé ou de menisco. Há agravantes importantes em ter essa condição no dia a dia.

Uma grande amiga, vítima de um acidente de carro durante um *réveillon* já há vários anos, teve de passar outra virada internada justamente por ter demorado dias para notar que o joelho estava se transformando em uma bola de basquete. Circulação ineficiente, risco de trombose, cama e medicação por uma semana.

Por isso, é sempre bom alertar pessoas com deficiência física, com delicadeza e bom-senso, de que seus pés estão dobrados, que há um cachorro mordendo suas canelas, que um marimbondo está atacando o calcanhar, que há um inchaço anormal no joelho.

É incrível para os mortais comuns imaginar o fato, mas realmente pode acontecer de um cadeirante ter uma perebinha há dias sem ter notado. Daí, um bom amigo, um bom observador, pode ajudar.

Importante ficar claro, porém, que nem todo cadeirante tem comprometimento de sensibilidade e que ser um "malacabado" dos movimentos não quer dizer ser insensível e não ter nenhum tipo de dor. Pelo contrário, há várias, infelizmente.

Ver o mundo de outras perspectivas sensoriais, além das tradicionais, talvez possa tornar essas pessoas até mais aptas para captar garranchos e belezas da existência humana.

15/01/2013

SURDO-CEGO

OS MENINOS tateavam tudo o que havia no jardim com cuidado de mariposas em busca de néctar. Cheiravam cada uma das flores e das folhas com profundidade e em silêncio. Sorriam com a surpresa de asperezas de caules ou com a maciez de pétalas.

Foi a primeira vez que me deparei com crianças surdo-cegas: pouco ou nada viam, pouco ou nada ouviam. Admito um impacto vertiginoso, um desconforto inicial desconcertante.

Como era possível ser realidade? Como a natureza conseguiu ser tão perversa? Uma desgraceira só já não era de bom tamanho para pagar pecados de mil anos? Em seguida, fui tomado por uma admiração, um encantamento e um pensamento ainda mais agudo do que o que já me habita sobre a necessidade de entendimento e consideração às diversidades humanas.

Tudo o que se tem de concreto em cartilhas sobre o sentido de existir ainda é pouco, ainda é vago e não se fecha apenas em teorias evolutivas ou na busca linear por arroz com feijão, reprodução e feliz Natal.

Deficiências múltiplas parecem raríssimas, mas, na realidade, raros são os que conseguem sobrepor os desafios para aparecer em sociedade. Normalmente, são pessoas circunscritas à própria casa, longe da curiosidade e da compaixão dos outros, apenas compaixão e pouquíssima compreensão, atenção, ação.

...

∴

E, diante de tantos "não me toques" de grupos diversos em relação a ir para uma escola regular aprender um pouco da lida de viver, aquelas crianças, que não viam e não escutavam, estavam em sala de aula aprendendo à sua maneira.

Os que haviam perdido a capacidade de ouvir posteriormente à cegueira desenhavam pontinhos nas mãos das professoras para se expressarem. Os que ficaram cegos após a surdez faziam sinais.

E o mais impressionante eram aqueles que recebiam a mensagem tocando no rosto do interlocutor e transformando os movimentos da face, da boca em sentido completo. Absurdo, não é? Genialidade, eu diria.

Os surdo-cegos de nascença ou os que adquiriram as deficiências precocemente precisam de técnicas específicas de comunicação para entender o que os rodeia.

Talvez a sorte daqueles pequenos é que sua mestra tinha sobrenome "Amoroso". Fiquei sabendo nestes dias que se aposentou e foi viver no interior numa casa repleta de plantas, quem sabe para jamais se esquecer daqueles meninos surdo-cegos.

Aprendi com a professora "amorosa" que as pessoas com deficiências múltiplas precisam ser preparadas para qualquer porvir do dia a dia para que não entrem em pânico.

Assim, por exemplo, é preciso explicar que uma injeção será aplicada na bunda, que a temperatura quente da rua irá ficar gelada ao adentrar o shopping, que o lento se tornará rápido e assim por diante.

Estimuladas a se comunicarem, progridem e tornam-se cidadãs. Ninguém precisa viver isolado em si mesmo e todo o mundo tem potencial para conseguir ter alguma manifestação e interação com o ambiente.

Mas para que perder o sono e gastar a beleza pensando em como se viram esses "viventes"? Posso elencar várias razões: para administrar e valorizar mais as "perfeições", para ser menos estúpido diante do que chama de dificuldade, para que se tenha ciência de que aquilo que se imagina plural pode ser absolutamente singular.

11/09/2013

GENTE RARA

RARIDADE É palavra controversa. Ao mesmo tempo que é algo que se busca – afinal, está intimamente ligado ao valioso, ao precioso e inédito –, o raro é algo que se teme, pois envolve mistério, inabilidade para tratar e desconhecimento.

Pessoas com doenças raras costumam conhecer em sociedade apenas o segundo ponto de interpretação, embora adorassem ganhar o valor dos grandes diamantes, de obras de Leonardo da Vinci ou de autógrafos do Pelé.

Ser vítima de uma enfermidade que acomete cerca de 80 pessoas no planeta, como é o caso do mineirinho Pedro, de 6 anos, que tem uma raridade chamada síndrome de Aicardi-Goutières, que afetou todos os seus movimentos, é ter de sair de um casulo todos os dias.

Entendam-se como casulo vestimentas de ignorância, de preconceitos e de olhares enviesados que são projetados sobre ele o tempo todo. O desconhecido, o diferente, tem potencial de vendaval para uma folha seca no desencadear de um baile de conceitos não reais e excludentes.

Raridade como doença não gera interesse de grandes investimentos em pesquisa ou de padrões de condutas médicas. Provoca, sim, buscas incansáveis em torno de si mesma: O que é isso? Como é isso? O que faço com isso? Para onde vai isso? O que será de mim, da mãe, do pai e do meu futuro?

...

•••

Pelo Ministério da Saúde, é doença rara aquela que afeta 1,3 pessoa em cada 2.000. Ser "premiado" implica repercussão que pode afetar o aspecto físico (envelhecimento precoce ou a ausência de dor), o intelectual (dificuldade de aprendizado), o comportamental (compulsão por limpeza ou riso frequente), o neurológico (perda progressiva de neurônios) e também a combinação entre eles.

Ser raro significa ter cuidados – às vezes intensos, às vezes moderados – com o bem-estar do corpo e da cachola, mas esse povo reivindica um cuidado que não pode promover por conta própria.

Pessoas com doenças raras querem o cuidado do afeto, da atenção, do toque sincero e carinhoso. Elas querem deixar o "único" de suas situações e passarem a criar o "dois" em preciosidade de entender a diversidade humana.

Famílias de gente rara também costumam valer fortunas, uma vez que se unem em torno de promover a sobrevivência, a evolução e o espaço de seu ente incomum. Essas, sim, lapidam imperfeições e inabilidades e transformam tudo em amor, em "serumano", em aprendizado e em ensinamento.

Pedras preciosas degeneram ao sabor do tempo, pessoas raras degeneram em razão de suas "sortes", muitas vezes com origem genética. É uma corrida frenética em busca de sempre viver melhor, de aproveitar mais, de evitar perdas.

E de refletir sobre o quanto a ignorância, o medo do diferente e o pânico do desconhecido podem incrementar a velocidade que se quer frear nessas pessoas. Por isso, mais cuidado, mais carinho, mais atenção com a palavra e com os olhos.

Em 28 de fevereiro, celebra-se o Dia Internacional das Doenças Raras. Momento ideal para ser alguém valioso com o próximo tanto na cobrança de políticas públicas e de saúde efetivas como rompendo os "não me toques" íntimos e abraçando aqueles de quem os braços sempre teimam em desviar-se.

26/02/2014

OS "INAMORÁVEIS"

SE A TERÇA-FEIRA (12) foi o dia nacional de os pombinhos festejarem o amor, hoje, dia posterior, poderia ser marcado como o tempo de pensar a respeito da ressaca dos "inamoráveis", pessoas que sentem uma falta danada de viver relacionamentos, mas têm extrema dificuldade de arrumar um sapato velho para acolher o seu pé cascudo.

São diversas as razões para passar a vida toda ou parte dela de braços dados com a solidão amorosa: a timidez extrema que não permite aproximações, o acaso que leva um grande parceiro precocemente, as deformidades que provocam rejeição, as deficiências severas que podem impedir o sair de casa e dificultar a comunicação, as deficiências intelectuais que podem alterar rituais de conquista.

Ah, e tem também os esquisitões de toda ordem, que, às vezes, mal têm a chance de abrir a boca para combater estereótipos, preconceitos e primeiras impressões.

O ponto-chave de toda angústia de não conseguir um parceiro de jornada – mesmo que seja apenas por um pedacinho de tempo – guarda intimidade com a busca de padrões, sejam eles relativos à boniteza, sejam eles ligados à forma de interpretar o companheirismo, muitas vezes contaminada com elementos aventureiros, de poses elegantes em porta-retratos, de grandes momentos regados à champanhe.

"Difinitivamente", como falava minha tia Filinha, que morreu no mês passado, passar a existência sem degustar as doçuras e amar-

•••

gores de compartilhar o dia a dia ao lado de alguém não é detalhe. Na cesta básica da vida, experimentar a reciprocidade do amor é seguramente produto de necessidade extrema.

No Reino Unido a questão dos "inamoráveis" (achei bonito o neologismo!) é tão séria que agências de namoro especializadas em casos considerados muito difíceis de engatar coraçõezinhos são aptas a receber fomento público.

Faz sentido total, uma vez que não namorar, não ter uma amizade colorida – será que ainda se fala isso? – pode afetar o bem-estar, a predisposição para a felicidade de um cidadão. O isolamento faz escorrer infelicidade e, consequentemente, abrir portas para quadros depressivos, doenças oportunistas.

Uma série atualmente disponível em um serviço de filmes online conta um pouco da experiência britânica. *The Undateables* mistura a delicadeza dos sonhos de quem busca uma companhia, com um humor gerado pela inexperiência do compartilhar, amarrando também com situações de angústias diante da espera por um encontro, por um carinho, por um afago na alma, por um beijo.

Um dos pontos altos da produção é mostrar que não necessariamente juntar "iguais" vai produzir o mapa que faz chegar a tesouros sentimentais. Pode rolar amor entre casais de cadeirantes, de cegos, de paralisados cerebrais, mas em nada a condição de alguém vai determinar sucesso em relacionamentos.

Talvez padecer de perrengues semelhantes faça ampliar a compreensão a respeito das carências e necessidades do outro, mas amor e companheirismo têm a ver com rir da piada do "pavê e pacumê", de gostar de vídeos de gatinho, de permitir-se encantar pelos formatos das nuvens.

Na real, ninguém no mundo pode ser considerado "inamorável" e jamais deve aceitar esse rótulo. Brotar sentimento e engatar namoro têm a ver com desembarcar a mente e o coração de expectativas de cinema e exaltar o desejo de construção de bons momentos a dois e isso não se compromete com o quão torto se é, mas, sim, alcança-se com o quão disposto se está para amar.

13/06/2018

ELES JURAM QUE ENXERGAM

JÁ ME acostumei com as trombadas do Felipe. No começo, eu me assustava a cada vez que ele, do nada, esbarrava em mim aqui pelos corredores do jornal. "Opa, é o Jairo, né? Desculpa!"

Os nossos encontrões ocorrem porque, sentado na cadeira, fico fora do campo de visão mais focado do meu companheiro de trabalho, que tem uma deficiência quase ignorada pela maioria dos comedores de arroz com feijão: a baixa visão.

Os que "juram que enxergam", como costumo azucrinar os amigos de bengala, não podem ser considerados cegos porque conseguem, em uma medida bem restrita, ter percepção de luz.

Em geral, mesmo com óculos e cirurgias reparadoras, não reconhecem fisionomias com facilidade nem leem itinerários de ônibus. Alguns veem apenas vultos, outros decifram letras com lupas potentes ou programas de computador de ampliação. Todos tocam a vida numa boa se houver compreensão de suas demandas e necessidades pontuais.

Aí é que o bicho pega. Normalmente, por falta de informação e por razões culturais, coloca-se no mesmo balaio o povão que nada vê e aqueles que veem um bocadinho. O problema não reside em apenas confundir dois "malacabados", mas em dispensar a eles o mesmo tratamento.

Sabe aquele sujeito que demora horas na fila diante das cumbucas do quilão da esquina e logo alguém menos paciente solta um:

•••

∴

"Escolhe logo essa comida, pô! Parece que é cego". Pois é, ele pode ter baixa visão e precisar de mais tempo para a tomada de decisões visuais simples, como entender que batata não é mandioca.

Ou, de repente, você, como bom cidadão, vasculha os lugares reservados às pessoas com deficiência na Kombi e percebe que uma mocinha toda trabalhada na manteiga de Karité está com o rosto pregado nas páginas de *50 Tons de Cinza*.

Na hora, é possível achar que se trata de um tesão arrastado ao ponto de tentar comer a página e subtrair o direito de quem realmente precisa do banco, mas, com um papo civilizado, talvez se descubra que ela seja prejudicada das vistas e que precisa se grudar nas letras para entendê-las.

Uma pessoa com baixa visão não guarda, necessariamente, aspectos que revelem claramente sua condição sensorial capenga, como uma placa pendurada no pescoço com os dizeres: "Não estranhe, não. Posso atropelar uma parede sem querer".

No universo das diferenças, ganha sempre aquele que não supõe nada, que não acha nada, que não faz de seus valores, de seu modo de vida e de sua maneira de interagir regra para os outros. Mecanismos de adaptação às deficiências estão cada vez mais desenvolvidos, e as peculiaridades humanas são também sensíveis.

Há quem defenda que o povão que acha que enxerga adote um símbolo universal que ajude a reconhecê-lo e a diferenciá-lo dos que são totalmente sem visão. Algo como uma bengala com as cores do arco-íris.

Não tenho convicção de que uma medida assim traria impacto a contento e ajudaria a educar a sociedade sobre mais essa diferença entre os "serumanos". Acredito é na necessidade de ampliar a maneira de olhar para os outros e para suas peculiaridades de interagir, de ser feliz, cada um como pode, como quer e como precisa.

14/11/2015

NÃO TOME VACINA

TODOS OS DIAS, em ocasiões distintas, as consequências de não ter recebido uma das doses da vacina que evitaria minha contaminação pelo vírus da poliomielite têm um papo com minha consciência, com meu futuro e com minhas emoções.

Não tome você uma vacina qualquer, não dê a seus filhos a proteção descoberta e trabalhada pela ciência e ganhe para sempre a ausência de um sossego, às vezes, atormentador, chamado refletir a respeito do "e se".

E se eu pudesse correr, como seriam meus cabelos e como andaria a minha pressa? E se eu pudesse jogar minha filha para o alto, como seria a risada de nós dois? E se eu pudesse ter amado alguém num canto, num encanto de ondas, numa cabana lá longe, no teto ao luar, meu coração teria outra batida, minhas inquietações seriam mais bem assistidas?

Ter contraído paralisia infantil de maneira severa e bastante incapacitante, a ponto de me limitar o andar por toda a existência, fez de mim uma pessoa que, também para sempre, cultivaria a prática de pensar a respeito de como seria uma outra vida possível.

Não tome vacinas e flerte com o risco de ter um corpo desencontrado, por dentro e por fora, daquilo que é a referência de quase todos ao seu redor. Não há pecado nem nada de muito errado nisso, mas prepare-se para ter muita energia e muita companhia para praticar o "eu me amo, eu me gosto, eu sou feliz assim".

...

...

Preciso concordar com o presidente Bolsonaro quando ele diz que ninguém pode ser obrigado a jogar para dentro do próprio organismo um avanço humano que tente garantir-lhe que não sofra dores lancinantes, não passe grande tempo de sua existência tentando amenizar sequelas, não conviva com um tormento mental por seu corpo não responder adequadamente à sua mente.

Preciso concordar que ninguém é obrigado a se vacinar por ser isso também um ato fraterno, um ato de compaixão com os mais vulneráveis, mais expostos, mais dispostos à ação dos organismos desestabilizantes.

Não vacinar, no caso do coronavírus, pode ser atentar contra a própria vida, mas e daí? Se a gente não obrigar as pessoas a se vacinarem, também ninguém vai ter de se preocupar em saber como os pobres irão se imunizar, como a vacina irá chegar aos ermos – foi em um ermo que fui abatido –, como proteger os velhos, os indefesos, os ingênuos, os desprotegidos...

Cada um tem de ter o poder de saber o que é melhor para si, mesmo aqueles cujo "si" se harmoniza, se protege e se resguarda com o "nós". Tudo tão reluzente, tudo tão livre, tudo tão triste.

Não tome vacina para colaborar com o recrudescimento do climinha egoísta, arrogante e intolerante do mundo.

Esse climinha que faz a quem guarda algum tipo de diferença – física, sensorial, intelectual, de gênero, de tonalidade – penar um pouquinho mais para ser gente.

Direitos individuais não podem jamais se sobrepor ao princípio nato do "serumano" de agir diante da fatalidade alheia, de tentar estender a mão a quem se afoga, de acalorar aquele que treme.

O que a gente faz pelo outro, a ciência já demonstrou, catapulta o cérebro, faz apaziguar a alma e as angústias, engrandece o caminho.

O planeta está em uma situação de desespero extremo, em via de enfrentar novos cenários de um desastre humano em todos os cantos.

Elixires com o potencial de evitar novas ondas de tristeza profunda e devastação mental estão em curso e são promissores. Tomar vacina é opção. Eu não tive. Use bem a sua.

11/11/2020

SOFIA E A SAGA PELA VACINA

É UMA DELÍCIA a sensação de ser imunizado contra essa peste do século 21 que revirou nossas vidas e nossas cabeças, não é mesmo? Não por acaso fotografamos, postamos, choramos e agradecemos a Nossa Senhora da Ciência pela dose recebida.

A picada não dói e temos a impressão de conseguir acompanhar a entrada do elixir da vida nova no corpo, que vai percorrendo nossas entranhas e nos afastando de tubos, asfixias e de um adeus final. Tomar vacina contra o coronavírus tornou-se um marco emocional que determina o futuro de nossas felicidades.

Mas foi por bem mais que isso que a mãe de Sofia catou sua menina de 16 anos, cadeirante, que contorna todos os dias os efeitos de uma paralisia cerebral grave, e a botou dentro de um carro para vencer mais de mil quilômetros de distância e ser imunizada, libertada, renascida.

Em São Paulo, a cidade da garota, a cidade da vacina, a cidade do progresso, onde o Brasil acontece, o recanto de "João Vacinador", não daria, não poderia, ainda não há essa prioridade.

Adolescentes com comorbidades, aqueles com respiradores, com complicações de saúde a perder de vista, aqueles que tomam medicações "complicosas", aqueles que comem o pão que o diabo não quis para se tornarem adultos com realidades melhores, estão fora da fila.

Convenhamos. Pense por 30 segundos e encontre na cabeça um exemplo de um bom bolsonarista selvagem – daqueles que entram sem máscaras em salinhas com a inscrição "festa do corona" –, que

...

...

já foi imunizado como "prioridade", com uma reluzente "pifaizer"! Não tem cabimento.

Havia um ano e meio que Sofia estava sem sair do apartamento – você, confesse, deu várias escapadinhas para esticar as pernas e matar a saudade do mundo – e está sem acesso a terapias, que ajudam a progredir sua qualidade de vida ao mesmo tempo que amenizam suas dores.

Ela não teve a menor chance de voltar às aulas presenciais. Não era uma questão de não correr riscos, era uma questão de não poder nem pensar na chance de ser contaminada para, dessa forma, seguir viva.

E Sofia, depois de mais dez horas de estradas, em sua maioria paulistanas, cheias de pedágios, chega a Campo Grande, em Mato Grosso do Sul – minha terra! – capital que, visionariamente, decidiu vacinar também mães de pessoas com deficiência, a quem, normalmente, recai o trabalho de cuidadora dos filhos.

– A vacina acabou, dona, senhora. Mas vai dar certo, aguenta mais um pouco...

Medo, tensão, gastos, estresse, o Doria não se mexendo, a CPI comendo, os sites inventando cada vez mais modas sobre um raio chamado "cringes" e Sofia não vacinada por mais 24 horas, agora fora de casa, respirando um ar que sabe-se lá quem sorveu, quem bafejou.

Fala com a ouvidora, com a coordenação-geral, com o generalato, com o papa e alguém grita do fundo do seu coração, de sua humanidade, de seu bom senso, de dentro do posto de saúde:

"Vacinem a menina!" E Sofia foi vacinada.

As histórias em busca do imunizante ainda vão render obras literárias incríveis e pouparão famílias de relatos dramáticos de sofrimento e de perdas. Mas falta ainda, nesse processo gigantesco de corrida pela retomada da chance de aprender a fazer algo de bom com a existência, aguçar sensibilidades, ampliar olhares.

Não tenho dúvida de que haja boa e correta estratégia logística em quem traça os planos de imunização, porém nunca, nunca quem está vivo poderá deixar de gritar por nossas Sofias.

07/07/2021

CUIDADO COM SEU CAPACITISMO

CAPACITISMO é uma palavra bem estranha à língua portuguesa, mas, pelo movimento de uso, que só se expande no país, principalmente nas redes sociais, deve mesmo se consolidar como uma espécie de designação do preconceito contra pessoas com deficiência.

O termo guarda relação com capacidades ou incapacidades projetadas, inventadas ou subestimadas. Ser capacitista implicaria imputar ao outro características-padrão que seriam geradas por sua condição física, sensorial ou intelectual.

Assim, por exemplo, toda criança cadeirante seria um anjo, toda pessoa cega seria desorientada, não ter os braços seria ter inabilidade para trabalho, ter paralisia cerebral implicaria não saber pensar ou agir e um caminhão de outros rótulos construídos ao longo do tempo, invariavelmente estigmatizados, equivocados e inferiorizantes. Cada "serumano" é único.

Diferentemente de outras expressões que falam diretamente às suas intenções, como racista está para agressão à raça, como machismo está para os conceitos arraigados do macho, como homofobia – e também a transfobia, a velhofobia – está para o ódio a um grupo, ser capacitista não relaciona diretamente a uma atitude contra o povo que não anda, não vê, não enxerga...

Isso afeta um bocado a clara identificação de ações discriminatórias que acabam ganhando vestes de piadas, de ações impensadas e até de liberdade de expressão, nunca de uma postura que desqualifica, humilha e ofende.

• • •

...

Em recente reportagem a respeito de pessoas com nanismo, da *Folha*, uma avalanche de comentários jocosos, carregados de ironias, se formou em postagens no Instagram. Uma afronta que não pode mais ser encarada como "coisa de internet".

A reação aconteceu, principalmente, em resposta ao fato de membros desse grupo recusarem o rótulo de "anões", termo que, historicamente, foi ganhando conotações ridicularizantes e não condizentes com a realidade de quem tem nanismo. As dores são de quem sente, não de quem chicoteia.

O capacitismo é crime expresso pela Lei Brasileira de Inclusão, que prevê, inclusive, pena de prisão aos infratores. Como os principais protegidos pela medida ainda mal conseguem ter o básico de cidadania – ir, vir e permanecer –, gritar contra as opressões é processo que vai levar tempo.

Por enquanto, a coisa funciona da mesma maneira como perduraram ofensas, agressões e rebaixamentos feitos ao negro no país. Quem praticava achava que era bobagem, quem recebia sentia, se oprimia e esperava que o tempo trouxesse justiça.

Com um Congresso, com parcas exceções, inacreditavelmente alheio ao aprofundamento do debate da diversidade e agindo pelo capacitismo – emperrando benefícios fiscais, ausentando-se de debates como o da educação inclusiva, por exemplo, e alterando leis que facilitam a exclusão –, a proteção efetiva só atrasa mais.

O alento é que um molho de cidadania, engrossado por entidades civis e por gente mais humana, começa a levantar fervura em defesa da dignidade às pessoas com deficiência e, talvez, o capacitismo seja reconhecido e enfrentado com menos séculos de atraso que outros preconceitos cultivados.

Outro ponto que joga a favor é que a força de mobilização das diferenças tem sido cada vez mais efetiva e reativa. Todo o mundo está exposto a ter atitudes atreladas a valores ultrapassados e ancorados na ignorância, mas não ter o mínimo de cuidado para entender como suas posturas podem atingir negativamente a vida do outro não pode mais passar incólume.

27/10/2021

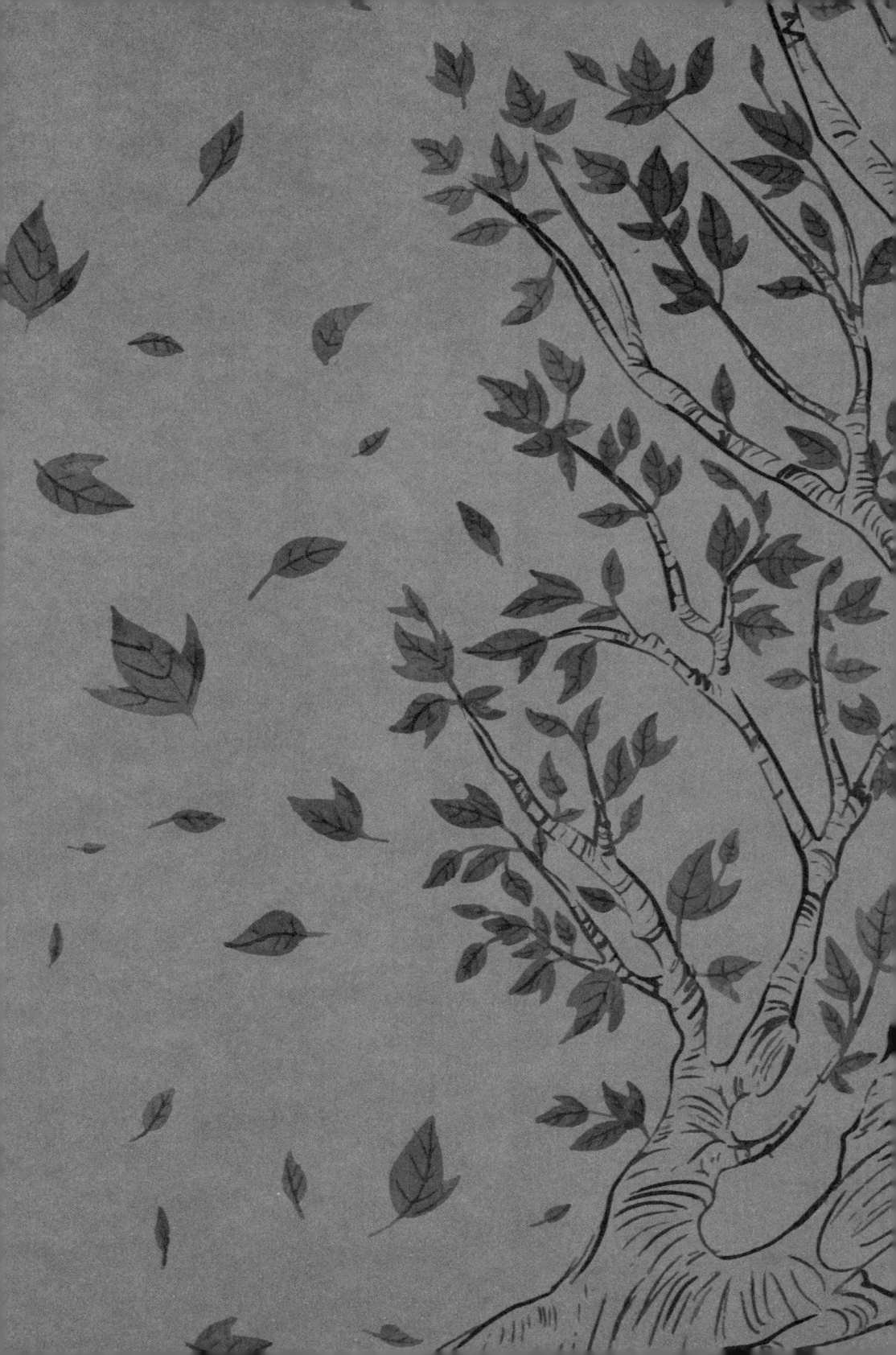

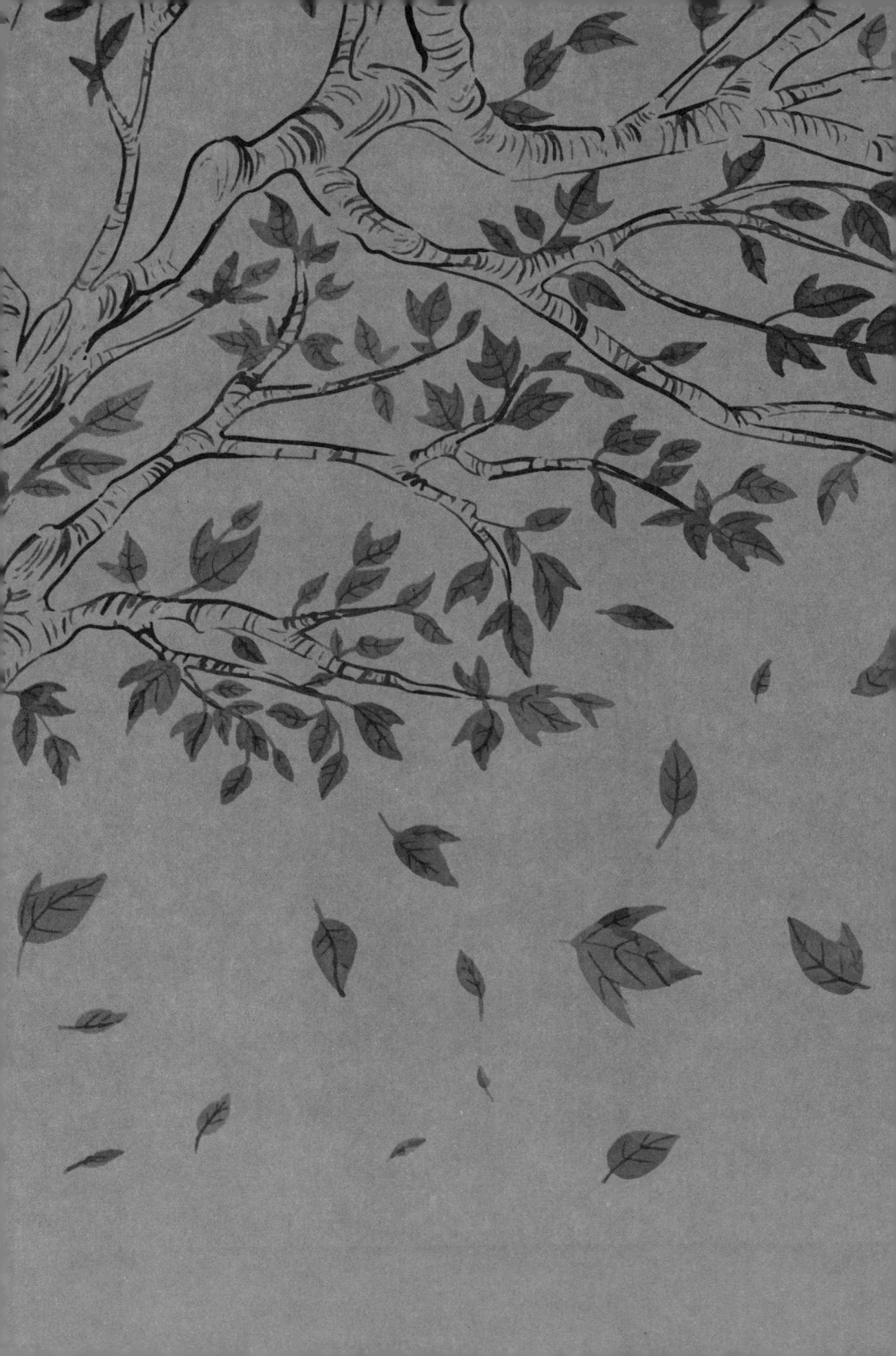

PARTE 5

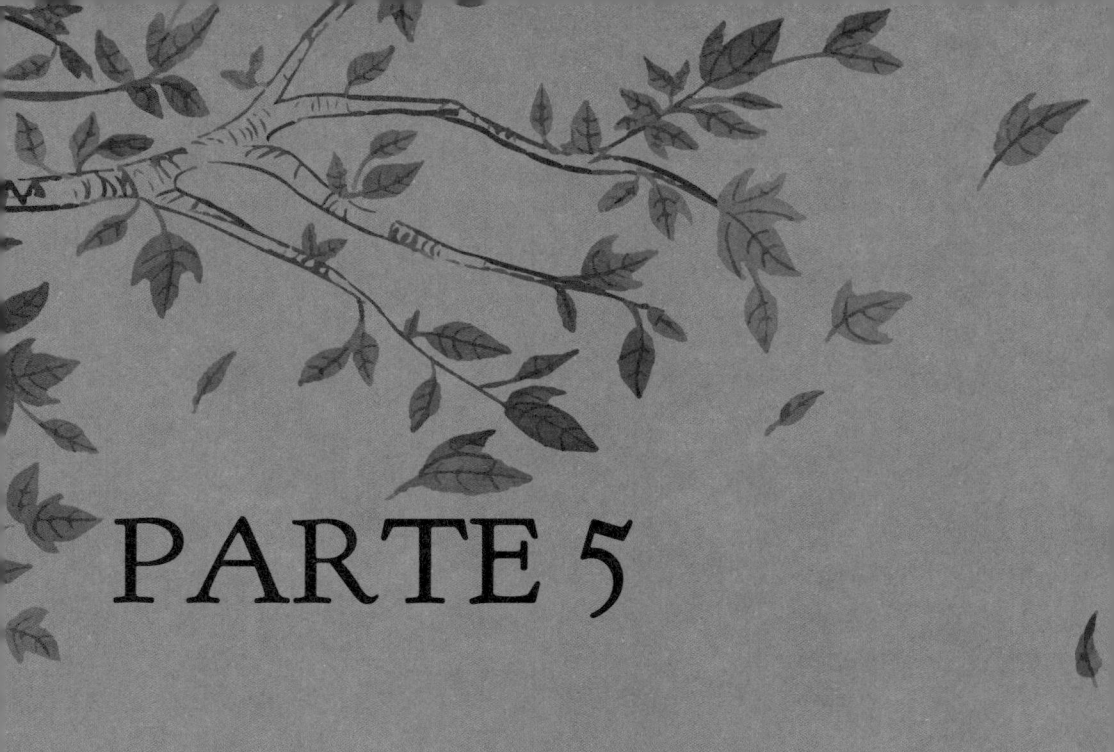

Os ventos fortes, a chuva pouca, o machado no tronco, os frutos mais doces

"Quanto mais se conhecerem – e se fotografarem – as características do Universo, mais o homem conseguirá dimensionar as possibilidades de viajar dentro de si mesmo, galgando, quem sabe, mais discernimento para enxergar o outro, para compreender seus lutos e para fazer melhor análise de suas mortes e de suas derrotas."

UM ACESSO PARA NOSSAS DESCONSTRUÇÕES

A FRASE NÃO é minha, muito menos é literal. Ouvi em algum canto das "internetes" e me colou nos pensamentos. E era algo do tipo: "Não tem rampa para que as pessoas com deficiência saiam do armário", numa alusão à dificuldade extrema desse povo manifestar seus gêneros, suas identidades diante de seus desejos, sua natureza, seus encontros.

Tenho acumulado novas bagagens relativas à acessibilidade, que agora avança nas labutas das já conhecidas barreiras arquitetônicas, que impedem o povo quebrado de ir, de ficar e de permanecer nos cantos, e das atitudinais, que inviabilizam a pessoa com deficiência ser como é, que obrigam as diferenças a buscar as ditas normalizações. Meus pensamentos transitam agora pelo que gosto de chamar de barreiras emocionais.

Esses calundus não são necessariamente novos, mas começam a ganhar força à medida que, aos trancos e aos barrancos, os "malacabados" estão conseguindo o que é óbvio, alguma cidadania, e avançando em suas empreitadas de ser iguaizinhos gente, e isso envolve afetos, envolve amores, envolve sexualidade, envolve desamores, evolve cuidados psíquicos e também da alma.

De tanto ter de olhar para o buraco de rua, de tanto batalhar por comunicações que atendem pessoas com deficiências sensoriais ou intelectuais, não sobrava muita energia para pensar – e para gritar – por atenção também a clamores do sentir do coração das diferenças.

● ● ●

...

Encontrei com o meu amigo Sidão, que também é cadeirante, num boteco em uma noite qualquer. Falamos rapidamente das mudanças de vida, mas o que trocamos foi tão cabuloso para essas minhas viagens de pensamentos futuros sobre inclusão.

"A gente também está exposto a relações tóxicas, Jairão. Temos de ter cuidado para não nos acomodar em situações que parecem que nos confortam, mas podem nos aprisionar, minam as nossas condições de independência, saca?"

Penso que as barreiras emocionais derivam, também, no caso da pessoa com deficiência, de equívocos e negligências nas maneiras que nossas características foram sendo forjadas com o tempo e que também contaminam nossa maneira de estar no mundo.

Dessa forma, parece que passa a ser importante questionar – ou termos espaços de discussão e reflexão – se de fato amamos e nos sentimos amados por nossos parceiros ou nos acomodamos, nos satisfazemos com aqueles que nos escolheram, deram match, nos ampararam, deram alguma atenção.

Estamos devidamente íntegros e felizes com nossas orientações sexuais ou vivemos o que é possível viver, com o que temos chances de expressar e de exercitar? As nossas experiências sexuais e emotivas, com corpos desenhados em curvas com elegância pouco tradicional, são de prazer e satisfação ou são aquilo que apareceu – ou nem apareceu?

Penso que deveria existir um olhar de zelo mais detalhado para as desconstruções e reconstruções de existências que também, obviamente, atingem as pessoas com deficiência. Não basta mais só comer, ter acesso à diversão e à arte.

As diferenças humanas também podem ter maneiras distintas, quiçá pouco entendidas e acolhidas, de manifestar as consequências das interações com o outro.

Pode ser tudo isso uma viagem dessa minha mente "malacabada" que muitos degraus já enfrentou com pouco amparo, mas acredito de maneira firme que dá para construir rampas, com tijolos de bem-estar, para que todos transitem de maneira plena também em suas emoções.

20/06/22

CORAÇÃO NA SAPATEIRA

APESAR DE TER começado a namorar muito tarde para os padrões de quem já "fica" aos 11 ou 12 anos, a amar e a me apaixonar comecei cedo. Uma sapateira velha lá de casa ganhou corações varados por flechas quando eu talvez tivesse uns 7 anos.

O tempo foi passando e eu não já não aguentava mais conviver com aquela maldita pedra no caminho colocada pelo Drummond. O meu desejo era mesmo entregar de vez a flor para a menina que o Vinicius falou. Em alguns momentos, de tanta aflição, até quis ter a minha hora da estrela, igualzinho narrou a Clarice. Namorar me fazia falta demais, "affmaria".

Na minha cabeça, só os perfeitinhos, só aqueles mocinhos com mais músculos que a carne moída lá de casa conseguiam namoradas.

O resto do mundo – os de canelas minguadas iguais a mim, os tímidos demais, os esquisitões, os muito gordos ou muito magros, os CDFs (que agora respondem por "nerds"), os estragadinhos em geral –, esse povo tinha de se contentar com as histórias românticas dos livros, com os beijos estalados do cinema, além de ser o sujeito "bom de papo" e só isso.

Lá em casa me chamavam até de "pé de santo", de tanto que eu ouvia – e só ouvia – as meninas da minha rua e da escola em suas ladainhas de sentimentos partidos. Mal eu sabia que elas estavam, de certa maneira, treinando a mim para viver grandes amores.

Pode ser puro bairrismo meu, pura proteção da "classe" dos abatidos pela guerra e dos de fora da curva da chamada

...

• • •

normalidade, mas o tempo que a gente "perde" não namorando cedinho a gente ganha aprendendo delicadezas da conquista que há de vingar.

Quem não namora se afunda em poços de querer amar profundamente e se encanta com facilidade pelo baile do cachorro da esquina, pela risada longa da velhinha no metrô.

Enquanto não se namora ninguém, namora-se o mundo. Mas tudo isso não quer dizer que jamais a "arte do encontro" irá concretizar-se na vida de quem é tido como diferente. Uma hora pode acontecer, igual a tudo na vida.

Não posso me comprometer com aquela máxima que diz que "todo pé cascudo tem o seu chinelo velho", mas que os mortais nasceram para encontrar ou tentar encontrar uma mãozinha para coçar seus piolhos, ah, nasceram.

Por isso, quando você vir um casalzinho de cadeirantes todo zombeteiro se agarrando na praça, não vá pensando que rolou rebelião na ortopedia do HC, é puro amor de dois "malacabados".

Também contenha um certo espanto, um certo estranhamento ao flagrar a mocinha cegona aos beijos com o rapazinho anão. Ela pode não ver, o coração pode não ter razão, mas o tamanho e a menina dos olhos não são credenciais para o amor.

Namorar é para todos e o amor mistura as pessoas independentemente de seus padrões. Conheço surdos que namoram "ouvidos absolutos", ligeirinhos que caem de paixão por paralisados cerebrais.

A graça do sentimento não mora na perfeição, mora no carinho, na dedicação ao outro, na atração, no poder de fazer graça e de fazer poesias secretas. Dessa maneira, acho que o tempo tido como de "solidão" pode ser útil para aprender a respeitar e aproveitar o tempo da união. Então, que se libertem os corações das sapateiras.

07/06/2011

MEUS QUERIDOS PROFESSORES

DURANTE TODA a minha trajetória escolar, nunca vi nos professores apenas um caminho para ganhar algum conhecimento em matemática, geografia, literatura. Para mim, eles eram muito mais.

Na menor brecha que abriam, eu sugava de meus mestres formas de compreender os momentos embaçados da vida, formas de fazer a minha realidade melhor. Professor é o mundo todo sintetizado em giz, apagador e tutano.

Na adolescência, uma professora marcou minhas lembranças para sempre ao me emprestar, juro, apenas emprestar, a antologia poética do Drummond, que tinha capa dura verde e páginas em um papel tão fino que parecia que a qualquer momento iria se desintegrar. Li quase inteira, aprendi de um tudo.

"É para você se inspirar para o amor, refletir sobre a dureza da existência, engrossar o couro para o futuro. O poeta foi comedor de arroz com feijão igual a nós todos, mas deixou a alma viajar por grandes banquetes", dizia um bilhete da professora.

Talvez não seja muito pedagógico para os que ensinam estreitar laços com os que devem aprender, pois isso poderia gerar conflitos de autoridade, confusão com as tarefas atribuídas aos pais. Mas as batalhas abertas atualmente no ambiente escolar trazem a mim uma nostalgia danada daquele tempo em que a mesa do professor era coberta de flores do campo – muito mais

...

•••

campo do que flores –, doce caseiro, desenhos, poesias e outros mimos levados pela criançada.

Para mim, o professor foi um bálsamo salvador das pequenas e grandes angústias de ser um menino incomum fisicamente na escola. E, para isso, não eram precisas grandes sessões de diálogos lamuriosos. Bastava um exemplo, algumas palavras seguras, uma recomendação de um livro. Um mestre que repita o mantra "acredite que vai dar tudo certo, vá em frente, que é possível" faz toda a diferença.

Em outra situação estudantil, fui atrevido a ponto de ir à casa de um dos mestres (no interior do país, tem dessas coisas). Eu precisava como em uma emergência sufocante saber até quando eu teria de esperar para viver um grande amor, afinal, eu "já" tinha 16 anos. O professor me recebeu, levou totalmente a sério a minha dúvida e recomendou o melhor remédio de todos para os desesperados: "Tenha paciência. Seu tempo vai chegar".

Professor é para ser admirado enquanto explica a intrigante lógica do teorema de Pitágoras, é para ser fonte de inspiração quando se recebe aquele tema "affmaria" da redação da USP, é para instigar o gosto de descobrir com a própria sola do sapato que a história das civilizações tende a se repetir cada vez que se cometem as mesmas falhas. Professor é para ser querido, pois é ele que ensina que a crase não é um acento, mas, sim, um encontro entre o artigo e a preposição.

11/10/2011

NOSSO ESTRANHO AMOR

"QUE MARAVILHA você ter vindo acompanhar sua irmãzinha hoje. Vocês são superparecidos, sabia? E como ela é cuidadosa contigo! Dá para ver na cara dela o carinho que tem por você. Coisa mais linda, viu. Fico até emocionada..."

Olho ao redor em busca de minha irmã, embora eu estivesse certo de que a cabeleireira falava, na realidade, de minha mulher, que se divertia, certamente, com alguma outra conversa de doido com a manicure em um canto do salão.

Em situações assim, é preciso insistir um pouco para convencer o interlocutor de que cadeirantes (também os cegos, os surdos, os downs) são uns danados capazes de, sem literalmente correr atrás, trazer amores para o colinho e romances para suas vidas.

"Nossa, é sua mulher? E está grávida, né? Benza Deus, que glória... Nunca vi um casal tão parecido assim de rosto. Você tem sorte, viu, meu filho? Uma mulher bonita dessas não é para qualquer um..."

Em outras oportunidades, ela já foi dada como minha enfermeira, minha babá, minha ama de leite, minha assistente, minha auxiliar de pagamento de promessas, minha concubina e como amiga inseparável que até dorme na mesma cama que eu.

"Difinitivamente", como diria minha tia Filinha, não posso me ofender nem querer arrancar os cabelos com a pinça diante dessas comuns situações de confusão social diante do desconhecido. A me-

...

∴

lhor maneira de resolver impressões equivocadas como essas é uma breve beijoca na boca e um sorriso divertido para o público ávido para saber que diabos aquela mulher faz com o pobre do aleijado.

Também contribui não entender as relações humanas como padrões de combinação de acordo com características físicas ou de comportamento. A graça de bons romances está em uma eterna descoberta e redescoberta do outro, em suas possibilidades de criar alegria para as chatices do dia a dia e no prazer de compartilhar o silêncio, a algazarra e o amanhã.

Mas há sentido nas interpretações equivocadas, apressadas. A nossa lógica de amar guarda peculiaridades desconcertantes. Para ser compreendida, é necessário edificar no pensamento escoadouros para velhas maneiras de embalar a paixão.

Em vez de eu abrir a porta da charanga, é ela quem me espera entrar no carro para depois ainda guardar a cadeira no porta-malas. Em vez de trocar a lâmpada, eu seguro a escada. Em vez de protegê-la da chuva, nós nos molhamos juntos. Em vez de carregar o peso das compras, procuro dar a ela a leveza de um sentimento de beija-flores.

Não nos escoramos em padrões de "papel do homem" e "papel da mulher". Rabiscamos um novo enredo em que cabe a cada um a melhor maneira de proporcionar felicidade e construir um futuro de velhos fofos, parceiros e solidários um ao outro, da maneira que melhor nos for possível.

Nestes tempos de novas formações familiares, de conquistas de gêneros, de avanços na maneira de entender a diversidade, é fundamental para a cidadania germinar pensamentos que libertem a mentalidade de amarras construídas com ignorância, com preconceito e com afastamento de causa.

25/03/2015

QUANDO ELE VAI FICAR BOM?

MÉDICOS QUE tratam de pessoas que passaram por situações-limite, como acidentes graves ou piripaques do cérebro, estão sempre às voltas com questionamentos sobre o futuro de seus pacientes.

"Seu doutor, quando ele vai ficar bom?", "Ele volta a andar em quantos dias?", "Ela vai conseguir patinar novamente, mesmo sem as duas pernas e os dois braços?"

Muitas vezes, o porvir do piloto alemão Michael Schumacher, que teve traumas severos no crânio, do lutador Anderson Silva, que quebrou assustadoramente um osso da perna, e da apresentadora Xuxa, que está com o pé em frangalhos, faz-se mais importante que saber como o organismo deles reagiu hoje.

Tem-se a necessidade urgente de recolocar – ou prever uma recolocação – reis e rainhas de volta a seus tronos sem que o reino se despedace ou que os súditos se incomodem demais e o substituam.

Acontece que pessoas em recuperação depois de enfrentarem situações de extrema proximidade com a morte ou com limites físicos precisam de incentivo para atuar no agora, precisam de fôlego para vencer os desafios que se apresentam hoje.

Querer ficar bom logo é remédio poderoso, mas respeitar o tempo justo do organismo humano para se refazer, para se rearranjar e para renascer é fundamental. Às vezes, a pressão pelo "melhorar" é tão grande que a mente atropela o corpo, que seguirá debilitado, frágil.

•••

...

Parece absurdo pensar que Schumacher, o homem que dominou por anos as altíssimas velocidades nas pistas da Fórmula 1, vai sucumbir diante de um tombinho besta na neve. Então, toca fazer pressão para saber quando e como ele irá sair do hospital e dançar uma lambada bem ritmada em Mônaco.

Ora, o que importa, de fato, não é ver o piloto alcançando os 330 km/h em uma Ferrari novamente, o que importa é um grande ídolo – ou ente querido – estar vivo e nutrindo, aos poucos, sua energia para seguir adiante.

Para que essa bobagem de pressionar para saber se Anderson Silva irá voltar aos ringues e lavar a honra tropical em sua "décima" revanche e pouco se importar se os ossos e músculos do campeão irão se reapresentar para que ele mime os filhos e saia para passear com o cachorro?

Não raro, pessoas que padeceram um coma ou que lesionaram a medula tornando-se pessoas com deficiência passam meses em luto porque não poderão ser mais aquilo que os outros esperavam delas.

Ainda se vê com pouquíssima delicadeza a sensibilidade da existência. E há delicadeza inclusive naqueles que são supostamente muito fortes e que saem de naves espaciais ou que dão golpes que derrubam trogloditas.

O fracasso humano não reside no deixar de conseguir fazer tudo igual amanhã. O fracasso é deixar de reinventar-se diante da adversidade, leve o tempo que levar, seja do jeito que for.

Não há mal em querer saber se fulano irá se recuperar em breve de um solavanco, mas a corrente de pensamento tem mais utilidade quando se incentiva a criar condições reais de se levantar novamente ou se ajuda a pensar soluções para enfrentar a realidade que se coloca no momento de dor, de sofrimento e de perdas.

29/01/2014

MÃES DE HOSPITAL

NÃO HÁ sinônimo melhor para doação do que mães que vivem em hospitais no aguardo incansável e angustiante de chegar o grande dia no qual poderão levar suas crias de volta para casa, mesmo que elas já tenham sua plumagem bem frondosa, mesmo que elas jamais consigam pular amarelinhas de forma independente dali em diante.

Ter o filho novamente em casa após uma internação pode ser mais significativo do que o dia da formatura, o da primeira peça de teatro, o da primeira palavra balbuciada, pois significa uma chance nova de criar outras histórias incríveis e lindas para os porta-retratos e para a literatura de viver.

Mães de hospital não têm coluna, porque são capazes de dormir meses em um sofazinho sinuoso e desconfortável que guarda displicente o leito do filho enfermo. Possuem no organismo o analgésico mais poderoso, aquele que enfrenta e apazigua as dores da incerteza do futuro e de um ligeiro descaso do pessoal que serve as refeições, quando ela tanto esperava para seu pequeno um cuidado particular.

Elas choram pelos cantos para não fazer barulho e não comprometer os corações sensíveis de seus meninos. Ao mesmo tempo, são capazes dos melhores e mais largos sorrisos para os médicos que "prometerem" aquela visita mais longa, mais detalhada e mais otimista.

Mães de hospital não veem feiura em queimadura ou em má-formação, não sentem arrepios de sangue entrando ou saindo pelas veias

...

...

– afinal, trata-se da busca da cura –, sabem tudo a respeito de erisipela, imunodeficiência, interação medicamentosa e quimioterapia.

A antessala de um centro de cirurgia pode ser mais dramática que os próprios acontecimentos da unidade se lá estiver uma mãe. Ela é capaz de ficar 10, 12 horas em pé, imóvel, para apenas "emanar energias boas" para que a mão do médico não trema, para que a sutura amarre de vez os problemas e os leve para bem longe de seus filhos amados.

Não existe possibilidades de mães de hospital almejarem o título da "melhor mãe do mundo", porque elas só estão interessadas em promover para si o básico: um banho rápido, um telefonema para o filho do meio pedindo a ele que estude e um afago na companheira do quarto 31, cuja menina piorou durante a madrugada.

E elas são firmes diante de choros aterradores vindos da dor de agulha, de dores nos ossos, na pele, na cabeça, no pensamento. O seu papel é passar segurança e confiança em que aquilo será para melhor, em que aquilo irá trazer de volta os momentos felizes das tardes de domingo.

Em mães de hospital, apenas as dores na alma são incontroláveis, mas essas elas teimam em resolver sozinhas durante intermináveis insônias ou em um diabo chamado sono vigilante.

Por tudo isso, quando vir uma mãe de hospital, só dê a ela esperança, flores do campo e olhares de ternura. Não queira dar um toque de razão, uma frase de efeito ao coração ou se atreva a julgar o que, a seus olhos, parece "sacrifício".

Todo o esforço valerá a pena se for reconquistado pela mãe o direito de, logo cedinho, dar aqueles abraços de puro chamego e aqueles beijos estalados, meio lambidos e barulhentos, que nunquinha o clima da melhor enfermaria do mundo iria permitir.

07/05/2014

O DIA DA MINHA MORTE

HOJE COMPLETO 40 anos, penso ainda ter um queijo e uma rapadura para dar fim até a minha hora derradeira, caso não me caia nenhum pino antes disso, mas o fato de uma moça norte-americana, mais jovem que eu, vítima de um mal avassalador, ter marcado o dia de seu último suspiro mexeu com meu calendário vital.

Gosto da perspectiva de o homem evoluir a ponto de não ter negados direitos sobre si mesmo, mas é certo que se está a uma lonjura planetária da compreensão e entendimento do poder e alcance do improvável, da maturidade de conseguir desfrutar do gosto daquilo que foge aos grandes projetos, às realizações mundiais.

Entendo bem a complexidade das dores profundas e da carência da esperança para aquilo que se sonhou, contudo reluto em admitir que não haja feitos em vida capazes de reacender sorrisos, arrepios na nuca, batimentos cardíacos gostosamente acelerados, lágrimas nos olhos de emoção ou mesmo imagens multicoloridas e surpreendentes dentro de um pensamento.

Fico imaginando se no dia marcado para a minha morte calhar de o Nero, o labrador atentado de minha mãe, acordar daquele jeito insano que tem desde filhote, entrar pela porta do quarto, pular na cama e lamber minha cara até o fôlego faltar a nós dois.

Fico imaginando se no dia marcado para a minha morte cair uma chuva daquelas aguardadas no sertão e do ar tomar conta

...

• • •

aquele cheiro de terra molhada, os passarinhos enlouquecerem de felicidade e cantarem suas sinfonias mais complexas e ainda, de brinde, do céu brotar um arco-íris escandaloso.

Fico imaginando se no dia marcado para a minha morte um sanfoneiro errante aparecer na rua de casa cantando bonito aquela música que refresca qualquer amargor da alma: "Ando devagar porque já tive pressa e levo esse sorriso, porque já chorei demais. Hoje me sinto mais forte, mais feliz quem sabe. Só levo a certeza de que muito pouco eu sei. Ou nada sei". (Sater, Almir e Teixeira, Renato, *Tocando em frente*, 1990.)

Claro, tenho de me resignar e não duvidar do drama alheio de levar o dia a dia adiante em meio ao sofrimento, da carência de energia para acreditar que pode existir uma nova chance a cada manhã. Mas não é à toa que o choro diante de um nascimento banha o rosto de felicidade e o choro diante da morte comprime o estômago e anuvia o semblante.

Quantos milhões de pessoas suplicariam por alguns minutos de despedida ao lado do filho amado e para dar nele um abraço de emoção, para dar um beijo de cinema na grande paixão, para falar, mais uma vez, da importância do amigo.

Mas, na situação da morte marcada, todo o protocolo de despedida considera-se já cumprido. O adeus a tudo de que se gosta já teria sido dado e, dessa forma, não haveria desarranjos deixados para trás. É só mesmo deixar-se levar.

Prefiro, porém, a firmeza do lado de cá. Do lado de quem acredita, aos 40, que será possível me divertir com um vestido rasgado em uma festa de formatura, que escreverei um texto que, finalmente, o Hélio Schwartsman dirá "ficou bom", que terei outra sensação profunda de arrepios como naquele dia que me fizeram saltar da tirolesa.

Desejo que, antes de marcar a minha morte, eu possa conseguir mostrar um pouco mais ao mundo o quanto é possível viver diante das mais temíveis impossibilidades.

05/11/2014

FALE COM ELES

EU TINHA apenas 15 anos, mas o tempo de vida já me era suficiente para ter juntado uma mala pesada de angústias e frustrações, a maior parte delas ligadas aos meus cambitos finos e à situação de pobreza familiar.

Não gostava nada de mim, estava a léguas de uma relação tórrida de amor ou mesmo de um bom sexo espremido num Fusca, situações que, imaginava eu, poderiam aquietar meus demônios. Não merecia futuro um adolescente que não tinha nem isso. Pensava que morrer seria uma saída que, embora pouco digna, me traria alívio, me livraria daqueles olhares aviltantes, daquelas ausências.

Se todo adolescente tem lá seus momentos espinhosos, os meus eram cactos afiados que brotavam mais do que mandacaru ora em minha alma, ora dentro do peito. E, para incrementar a intolerância a mim mesmo, a tudo ao meu redor, por ser cadeirante, era impossível chegar perto das pontes, dos precipícios e até mesmo dos remédios colocados no alto das prateleiras.

Também não havia refúgio para mim na vida cibernética, inexistente naquele tempo e que, pelo andar dos gigabytes, pouco tem feito para que o jovem entenda as dimensões do tempo, as possibilidades amplas de estar vivo.

O finado Renato Russo martelava em minha cabeça "quando tudo está perdido, sempre existe um caminho", um mantra inócuo

•••

...

diante dos pedregulhos que enxergava travando qualquer rumo que desejasse tomar. Somente o fim parecia suficientemente apaziguante para a tormenta que em meus pensamentos se negava a dormir.

Aquilo tudo só começou a amainar quando o Paulão me chamou para papear. Professor de matemática brincalhão, nossa intimidade era quase nula, mas suficiente para ter me deixado um fio por onde me agarrei para pedir a ele que me servisse um banquete de motivações.

Sem me encher de porquês abriu as portas da casa para me ouvir falar das dores sem chagas, dos gritos sem ecos, dos desmoronamentos sem castelo nem areia. Às vezes, apenas alguém que ligue uma lanterna é o bastante para romper o que se vê somente sombrio.

Professores, amigos, parentes, agregados podem romper ciclos de sofrimento de adolescentes e jovens oferecendo um mar de palavras, uma chuva de novos pensamentos, um filme cujo enredo é a inspiração.

Em gravíssimas situações, a ação concreta pode ser a indicação de um especialista, de um apoio profissional. Mas tudo pode começar com uma atitude simples de observação e oferta de ombros, de ouvidos, de esperança. Funciona.

Desconheço um recorte de suicídios no Brasil envolvendo pessoas com deficiência, embora saiba bem quanto a adversidade física, sensorial e intelectual cria demônios para a existência. De tanto não poder vai ganhando força na mente um desejo de não suportar mais a própria condição.

A dor de existir se enrosca perigosamente com a dor da exclusão, das dificuldades e obstáculos para se manter vivo com alguma sensação de relevância para o mundo e para si mesmo.

A prematuridade dos calos formados por agruras do dia a dia, ao lado da impulsividade da adolescência, impede, muitas vezes, que se alcancem janelas de onde brotam novos ares, felicidade. Vai das redes de relacionamentos reais tentar ampará-los.

03/05/2017

A CAVERNA DE TODOS NÓS

UM POUCO DE cada ser vivente neste planeta estava soterrado com aqueles meninos esquálidos no fundo de uma caverna na Tailândia aguardando por uma luz, por socorro, por esperança de continuarem suas jornadas. Lamentável serem tantas as angústias, os clamores por novas vidas e tão poucos os esforços por resgastes no dia a dia.

Desde menino, me chamam de "guerreiro" ou diziam que eu tinha de ser um para conseguir suportar carregar o peso e as consequências de uma deficiência severa. Demorei muitos anos para entender a razão do rótulo, que me impunha sempre a necessidade de rugir firmemente, de ser bravo, de ser destemido diante das adversidades que parecem não ter fim.

Hoje o conceito me é mais claro. Chamar o outro de guerreiro é uma maneira de alertá-lo de que na selva ou na caverna, muitas vezes, a vontade de continuar enfrentando o medo, de seguir pelejando para se manter íntegro é um processo solitário, de enfrentamento de medos, de dores físicas, mentais e sentimentais.

O que pouco se considera nos guerreiros é que a cada frente de batalha, novos arranhões e feridas se formam, mais vulnerável se fica, menos rugidos sobram.

Por mais fortes e resistentes que fossem os 12 meninos – e, evidentemente, também o treinador –, foram os incansáveis mergulhadores, socorristas, voluntários, rezadores e xamãs que deram a eles, em mo-

• • •

•••

mentos distintos, o fiar das garras para acreditarem que se salvariam.

Na caverna de cada um, o processo é semelhante. Há momentos diversos em que apenas a dedicação própria é inócua para voltar à superfície, que é fundamental que alguém, do lado de fora, dedique algo a mais que desejos de boa luta, de boa sorte.

Na minha trajetória de "guerreiro", a carapaça de resistência servia mais para me fazer sentir dificuldades de compartilhar minhas angústias, minhas fraquezas – e me tornar tremendamente arisco –, do que para me tornar alguém firme, inume a qualquer sofrimento.

Quando o padecer de alguém se torna processo além do indivíduo, mais rápido se atinge um ponto de equilíbrio, retoma-se energia, mais lenta avança a desilusão.

Quando se sabe que alguém está empenhando em arrumar uma corda longa para resgatar um aflito de um buraco, algo na natureza humana faz a gente não se esvair em choro e fim.

E sempre, sempre há algo a ser feito para quem está enfurnado em uma caverna, mesmo se ela estiver parcialmente alagada, mesmo se ela for lúgubre, estreita, desconhecida.

Os técnicos mais graduados envolvidos na recuperação dos garotos, objetivamente, diziam ser muito difícil que tão pequenos seres fossem capazes, em tão curto espaço de tempo, de aprender mergulho, de controlar suas aflições e de adquirir o conhecimento necessário para sair daquela situação.

Junte-se a isso as tempestades que desabavam na região, a anêmica condição física do grupo e a dificuldade de levar recursos para as proximidades do ponto de contato. Mas do lado de fora, havia muito mais que pensamento positivo, gritos de "vocês são guerreiros".

Havia vontade e ação para que tudo se resolvesse, para que a luz não se apagasse para eles e para cada um de nós. Sem nenhuma dúvida, é necessário mais gente explorando cavernas e mais gente acreditando que há chances de ser resgatado.

11/07/2018

VÁ VER AS CRIANÇAS LÁ FORA

DEVERIA HAVER uma regra, um decreto presidencial que obrigasse os adultos a nunca se afastarem por muito tempo das crianças e de seus feitos, o que é cada vez mais comum em um mundo tão "complicoso" para criar menino, para conviver em família.

Há quem fique décadas sem interagir com um pequeno – ali, do começo da juventude até os 30 e poucos anos é bem comum –, sem saber quais são os desenhos animados da moda, sem brincar de pedra, papel e tesoura, sem rir até perder o fôlego ao fazer uma voz meio estrambólica, uma dança maluca imitando uma galinha estabanada.

Mais do que isso, quando não se convive com criança, limita-se a imaginação, contém-se a gargalhada, diminui-se a tolerância. Isso sem falar que o tempo para o silêncio fica grande demais, a arrumação da casa irretocável demais, os cômodos grandes demais.

O que muitos podem considerar sossego, pela ausência de molecada ao redor, pode ser, na verdade, um passeio num deserto de lápis de cor que colorem as paredes e papéis com casinhas, corações e mensagens inesquecíveis de "eu te amo".

Fato é que quanto mais ficamos longe do universo infantil, menos conseguimos nos botar em sintonia com a genuína dúvida de como Papai Noel entrará em uma casa sem chaminé ou porque existem pessoas que vão passar a noite de Natal na rua, sem comer rabanada quentinha.

•••

...

Muitas vezes, são as dúvidas das crianças o combustível para nos indignarmos com coisas que o tempo de adulto nos fez anestesiados. Pode ser tanto o sofrimento de um passarinho na gaiola ou a falta de cuidados com as plantas, com o mar, com os cachorros da rua.

Quando a gente vai lá fora ver as crianças, a gente compreende com mais propriedade que misturar as diferenças colabora para a brincadeira ser mais criativa. A gente percebe que os diferentes parecem deixar de lado suas limitações, seus apontados defeitos para serem heróis, serem fadas, serem bichos.

No meio de uma ciranda de roda animada não há distinção de cor, de pés tortos, de cabelos desgrenhados, de menina e de menino. O que está em jogo é somente o ritmo do sacolejo, cada um do seu jeito, e a felicidade da infância.

Ficar muito tempo sem ver uma menina de maria-chiquinha nos cabelos, entretida em um balanço com as pernocas esticadas ao vento, oculta a nata vontade de sair voando pelo mundo, oculta o desejo de ser livre e de trabalhar pela liberdade dos outros. Conviver com crianças ajuda a ser mais sensível com necessidades alheias.

Nada é mais pedagógico no enfrentamento de dores íntimas do que uma visita a um hospital pediátrico, do que conhecer histórias de pequenos que labutam para continuar brincando de casinha, de bombeiro ou de casinha do bombeiro. A força infantil diante das adversidades é revigorante frente a fragilidades adultas.

Quando não há criança por perto, perde-se a malícia de dizer a si mesmo que as dores irão passar em algum momento – de preferência, logo e com um beijinho –, que perder faz parte do jogo, que temos de ter paciência até com o "véio da Havan" e seus impropérios contra as pessoas com deficiência, pois todos merecem respeito mesmo mergulhados em sandices.

Observar crianças faz renovar o desejo de defender bandeiras que consideramos justas, faz a gente cantar com mais animação as cantigas de esperança do final do ano. Incluir crianças na vida, mesmo que as olhando de longe, revigora o ânimo de acreditar em dias melhores.

25/12/2019

REFLEXÕES DO PRIMEIRO DIA

É CERTO QUE tentar pensar em algo que não seja a frugal morte da bezerra num momento em que o bucho ainda digere o pernil da ceia de ontem regado a todo tipo de espumante é complexo, mas não há tempo melhor para fechar compromissos consigo mesmo do que o primeiro dia.

No primeiro dia de vida, o filho é desenhado pelos pais como meninão forte, bonito e vitorioso que levará ao ápice o orgulho da família com seus gols no futebol ou na disputa quase selvagem para virar um "seu doutor".

Mas seria ótimo se todos pudessem assinar também, logo após o tenro momento da existência, um documento na consciência firmando propósito de esforço para que aquele pequeno jamais seja desses que batem em gays pelas ruas, que são desaforados com as diferenças humanas.

No primeiro dia da escola, da faculdade, as folhas brancas dos cadernos novinhos guardam a esperança do conhecimento libertador. Projeta-se no futuro como o chefe da firma, como o descobridor da cura de algum mal.

Hora ideal para se comprometer a ser um profissional que não faltará aos plantões de final de ano seja qual for o tamanho da comemoração na casa da tia. Há sempre alguém cuja vida depende de serviços fundamentais.

E como não achar que o coração, finalmente, irá aportar o medo terrível da solidão ao abraçar e beijar a primeira namorada, ao

• • •

receber o primeiro "eu te amo" em um romance? Mas relacionar-se implica selar, no mínimo, um pacto de felicidade mútua. Não há sentimento nobre em satisfação de um lado só.

Na hora do bem-bom, é salutar entender que sentimento também exige força na tristeza.

No primeiro dia após uma perda, é comum redesenhar momentos, pensar naquilo que poderia ter sido se... Mas ainda é impossível apertar o botão de retroagir para a vida, embora ele fosse algo "maraviwonderful" mesmo que pudesse ser acionado apenas uma vez.

Como a realidade é inexorável, um caminho que, tenho convicção, leva mais longe é fazer pacto de tentar ser melhor com quem ficou, com o que restou, com a forma que mudou. De cara, a revolta pode até ser legítima, mas é sempre inútil e em nada agrega no porvir, que vai exigir novos começos todos os dias.

E, para o apreço das reflexões, a coleção de primeiros dias é extensa. Do diagnóstico terminal, que pode se render ao tempo que ainda existe; da conquista de um campeonato, que abre alas para uma coleção de troféus e para muito mais vibração dos "fiéis".

Ainda compõem o rol o do novo emprego, o do desemprego, o das férias, o da posse de algum objeto de muito desejo, que seguramente vai instigar pensamentos a respeito de privilégios.

Começar o ano é como entrar em um campo muito fértil para incentivar o desabrochar de novos e esquecidos valores atropelados pelo egoísmo e pelo rame-rame de tocar o barco para a frente.

Seguir adiante sem, no mínimo, revisar o rumo, sem reconduzir o olhar para direções inéditas e potencialmente frutíferas para o bem é perder oportunidade valiosa da aparente pureza energética e límpida que um primeiro dia apresenta.

01/01/2013

TER UMA DEFICIÊNCIA É TER UMA DÍVIDA ETERNA CONSIGO MESMO

GERALMENTE, SOU extremamente positivo neste espaço. A ideia é mostrar sempre que há maneiras de manobrar qualquer condição humana, até as mais severas, para dar sentido ao despertar dos dias, para encarar as intempéries do existir.

Desde que entendi que ter uma diferença física, sensorial e intelectual é uma condição que acompanha os "ungidos", não algo que determine quem se é, tem sido assim e tenho falado aos quatro ventos que esta lógica é produtiva para a sociedade.

Mas, de tempos em tempos, a tal incapacidade e a tal impossibilidade batem com força à porta, à realidade, e parece que é preciso recontar a história para mim mesmo desde o começo, calibrar os propósitos, recompor pensamentos. De certa maneira, cada ser vivente tem lá seus pontos de inflexão e os revisita também de vez em quando, mas com a deficiência tudo é mais visível, meio imutável, dramático.

Na análise dos fracassos, dos desamores, dos finais de histórias, das perdas, é sempre aquilo que você não tem, não pode, não consegue é o que vem à tona como responsável pelas derrapagens, o que não faz sentido, na maioria das vezes, quando a racionalidade, e não apenas a emoção, consegue falar e se impor.

Em termos mais práticos, a impressão que tenho é que numa situação de muito estresse pessoal os olhos de curiosidade sobre minhas pernocas finas se multiplicam, a falta de acessibilidade em um

•••

...

certo ponto irrita bem mais que o comum e as pessoas agem sempre na espreita de minhas incapacidades e me avaliam apenas pelo que não posso. Sou reduzido a uma espécie de buraco da fechadura onde se vê apenas uma parte da história.

A deficiência faz da fuga de si mesmo algo muito complexo, quase totalmente inviável. O poder correr de forma desembestada pelo mundo, poder entrar em uma cachoeira até que a alma esteja novamente alva, fresca, poder subir ao cume de montanha até a beira de ficar sem fôlego, o que para a maioria dos mortais é revigorante, é mais um "não consigo" para vários da minha turma.

Ninguém aprende emocionalmente a conviver com o não andar, não ouvir, não ver, ser meio avariado da cabeça. As experiências vão se acumulando na vida em meio a enfrentamentos, adaptações arrazoadas, insistência e, assim, vai se seguindo em frente sem que, de fato, se consolide que você é apenas uma flor com pétalas a mais ou a menos, mas que o jardim é grande e comporta todo o mundo.

O resultado disso – com certeza, algum bom terapeuta discorra muito melhor que eu a respeito – é que uma lacuna de autoentendimento está sempre à espreita e te dá rasteiras impiedosas ao longo da jornada.

Não sei ao certo como a evolução dará um jeito para haver uma real acomodação dessa situação, que é única.

Penso que o acolhimento e entendimento maior da sociedade para as diferenças podem ter resultado nisso no futuro. Quando se trocar o estranhamento de uma característica física ou sensorial pela legítima curiosidade, a tendência é que se amenizem esses reencontros dolorosos.

Ser cadeirante me imputa ter de pagar uma dívida eterna com meus demônios e abusar da tolerância e paciência de meus anjos e amigos, vez ou outra. É ter de lidar com uma solidão corrosiva pelas ausências impostas por suas formas tortas, incompletas, frágeis.

Como disse no começo da conversa, sou pelo otimismo, pela construção, pela abertura de frestas nos escombros, mas perderia minha legitimidade falando que hoje está "tudo bem".

Mas, amanhã, com fé, estará!

22/01/2020

"COITADINHAR"

UMA DAS MELHORES interpretações já feitas do verbo "coitadinhar", neologismo que aprendi durante um papo-furado com uma grande amiga que é cega, foi feita no filme "*Shrek*". Ela acontece no momento em que o Gato de Botas, para fugir de uma situação em que estava encurralado, esbugalhou os olhos, comprimiu o pescoço, ensaiou um choro e conseguiu, por fim, amolecer o coração dos malvados que o cercavam, escapando ileso.

"Coitadinhar" é prática ainda muito recorrente entre o povo da minha espécie, os quebrados das partes, que, no afã de aceitação, no intuito de criar um argumento para que seja compreendida sua limitação, coloca diante do enfrentamento das situações o seu jeito torto, o seu escutador de novela avariado.

"Coitadinhar" é deixar que a incapacidade seja maior do que de fato é e esperar que os outros empunhem o batido e cansativo rótulo de "exemplo de superação" por estar simplesmente vivendo, tocando o dia a dia, batalhando por um espaço como qualquer outro "serumano".

Quem permite ser chamado de "exemplo" porque respira direitinho, consegue abrir uma lata de sardinha, rodopia e chama o movimento de *pasodoble* ou esculpe bichinhos em massa de modelar e considera-se Rodin, corre sério risco de estar "coitadinhando".

Com isso, criam-se ranços e falsas impressões: o cego sempre vai precisar ser puxado pelo braço no meio da rua para chegar ao

∙ ∙ ∙

lugar onde precisa, uma vez que cegueira e independência não se misturam; o down será colocado na "sala especial", uma vez que necessita de um cantinho só para ele, e o surdo será dado como mudo e "difinitivamente", como diria minha tia Filinha, ninguém vai tentar se comunicar com ele.

Hoje em dia, porém, há também gente se "coitadinhando" no Congresso Nacional, nas redes sociais e até no enfrentamento natural da vida. Assim, não se assumem lambanças, criam-se subterfúgios para ser considerado inocente; não se interage, apenas publicam-se o tempo todo imagens e mensagens com autoestima de cachorro molhado e, por fim, não se faz autocrítica, culpa-se os outros pelas próprias desgraceiras e inconsistências.

Quando alguém se "coitadinha", abre a porteira para ser avaliado como ser inferior, digno de pena, que precisa de ajuda permanente para resolver os perrengues do dia a dia. Você passa a ser oficialmente a mala mais pesada da viagem de férias, aquela que todos sabem que existe, mas que exige coragem e saco para ser encarada.

Por esses dias natalinos, em que rever posturas diante de si mesmo é tradição, está escancarada a oportunidade para fazer diferente.

Em vez do puro lamento, a divisão realista de um sentimento; em vez de se esconder atrás de ausências, batalhar pelo direito de igualdade; em vez de um vago apelo por caridade, a coragem de tentar outros caminhos.

Não há mal na fragilidade, na necessidade de ser assistido, em ser alvo da fraternidade e da boa ação. O problema é quando o ditado "Quem tem quem o chore, faz que morre todos os dias" vai sendo incorporado sem pudores no cotidiano e amarra terminantemente a vontade de acordar para a vida.

16/12/2015

AVALIE MEU TRABALHO

LOGO QUE estacionei no guichê, bati o olho no aparelho cinza onde se lia: "Avalie o meu trabalho". Aquilo me instigou. Senti que havia chegado a hora de me vingar de todo o serviço público porco com que tive de me enlamear para conseguir ser cidadão ao longo da vida.

Meu pensamento era fixo e perverso. Apertaria a tecla ruim, por maior que fosse o esforço da atendente.

Era questão de honra firmar ali a minha revolta com o policial que deu carteirada na blitz e saiu todo pimpão, com o fiscal da receita que me mandou preencher documentos sem pé nem cabeça e também com o taxista debochado que não parou para mim naquele dia de chuva.

O botão do ruim, com uma carinha simulando um descontentamento parecido com o de quem sofre pela morte da bezerra, seduzia meus dedos. Era nele que eu botaria o indicador com gosto, ao mesmo tempo que levantaria os lábios com satisfação.

Mas a moça deixou claro, desde as primeiras palavras, que seria jogo duro. Ao contrário daquelas famosas feições *blasés* de alguns caixas de bancos do governo, ela tascou em mim um olhar de atenção e um sorriso natural.

Nem para fazer aquele forçado, de atendente de lanchonete que pede a você que deixe o troco para as crianças pobres de Papua Nova Guiné.

...

...

"O senhor não trouxe a cópia do comprovante de residência?"

Pronto, estava ali o meu argumento para acabar com aquela patifaria. Era uma burocrata sem coração.

"Não tem problema, mas terei de ficar com o original. Pode ser?"

Tudo estava sendo rápido e bem explicado. Olhei ao redor com atenção para ter certeza de que não estava em uma daquelas pegadinhas sem graça do Silvio Santos.

O atendimento estava chegando ao fim e ainda não havia acontecido um entrave que me faria ir até o protocolo, esperar um mês e receber o documento errado.

E a danada da atendente não estava mesmo de brincadeira e foi para cima de mim na tentativa desesperada de arrancar pelo menos um bom, que se daria apertando o botão do meio do equipamento, ao lado da simulação de um rosto com uma risadinha contida.

"Por que o senhor já não faz todo o procedimento aqui mesmo? Vai evitar ter de se deslocar pela cidade, ter de pagar um despachante..."

Encarei a atitude como um abuso! Ela queria, de fato, arruinar o meu plano maligno de destilar todo o meu ódio contra a "coisa pública" no desabafo íntimo e protegido (o aparelho é isolado do olhar do atendente) da tecla ruim.

Naquele momento, meu coraçãozinho já se afrouxava. Pensei o quanto seria útil ter avaliações para os deputados. Talvez, diante uma saraivada de "carinhas aborrecidas", alguém resolvesse reagir com fervor.

Olhei para o guichê do lado e o rapaz que tirava dúvidas de uma moça bem confusa entre fazer um novo RG e renovar a carteira de motorista também agia de maneira sagaz em busca de aprovação.

Onde estaria aquela pessoa dos teleatendimentos que jamais resolve os dramas com a TV? Aquela que dá vontade de apertar o ruim no primeiro "vou estar verificando se o senhor vai estar podendo cancelar"?

Acabara o procedimento e eu tinha de acionar o botão. Disfarcei, fechei a cara e tasquei "ótimo" na geringonça. Talvez o mundo esteja mudado, talvez.

06/11/2013

E SE EU NÃO FOSSE...

É CERTO que toda pessoa que habita este mundo e que tenha a carcaça avariada como eu já pensou algumas vezes ao longo da existência em como seria a vida "se não fosse" a condição de paralisia, de cegueira, de surdez, de inabilidades gerais do esqueleto ou da cachola.

Essa reflexão se diferencia, a meu ver, daquela "e se eu não fosse" tradicional, usada pelos mortais comuns. Essa dá e passa logo porque, afinal, para ser milionário tem a loteria, para ser loira tem a água oxigenada, para ser magro tem o picote no estômago, para ser mais bonito tem o Pitanguy, para esvaziar o saco cheio tem o passeio no parque.

Mas, para voltar a bater perna livremente, para ouvir os gracejos da novela, para ver o raiar do sol, é preciso esperança em um tal ratinho que encheram de eletrodos no Japão, em outro que tomou chá de células-tronco na China e em diversos voluntários que tomam agulhadas da ciência ao redor do planeta.

Logo, o "e se eu não fosse" para esse povo é calcado em uma esperança de algo que ainda não existe. E vai tempo, e vai estudo, e vai teste para que surja algo que abra caminho para uma mudança de realidade. Tem também o lance do "milagre", da força da fé, mas isso é motivo de outra prosa.

De minha parte, "se eu não fosse" cadeirante, acho que seria mais leve tanto por não ter de tocar os dez quilos da minha charrete como por não ter de me programar exageradamente para conseguir atuar em sociedade.

...

...

 É um tal de pensar se vou caber no banheiro da casa da sogra, se a mesa da reunião será muito alta e vou ficar escondido atrás dela, se vai haver rampa na entrada do pé-sujo onde vai acontecer o *happy hour* com os amigos, se as calçadas da cidade do futuro veraneio vão ser boazinhas para meu ir, vir e tomar uma brisa.

 Botar na roda o questionamento "e se eu não fosse assim", porém, não é de todo ruim. Projetar aquilo que a gente não é pode ajudar a valorizar, a dar carinho àquilo que a gente de fato é.

 Não enxergar muito bem pode ser compensado com mais poder às papilas gustativas que vão decifrar fácil os segredos do bolo de cenoura daquela tia de Sorocaba. Usar aparelho no ouvido é ter prerrogativa "maraviwonderful" de se desligar do mundo na final do campeonato em que o vizinho grita desesperado pela janela.

 Ter incapacidades sérias de interagir com outros seres viventes é oportunidade de examiná-los em detalhes, de ter uma perspectiva de escafandrista enquanto todos os outros se imaginam borboletas lindas e perfeitas que se esquecem de que foram lagartas, que se esquecem de suas efemeridades.

 O.k. Admito que é gostoso e diverte a alma imaginar possibilidades, brincar de desenhar para o cotidiano da gente certas sensações inéditas e aparentemente inatingíveis. Sem falar que, no campo imaginativo, nas "viagens na maionese", nós podemos ser verdadeiramente iguais uns aos outros.

 Porém, quando o galo canta e o homem se levanta, ele será exatamente aquilo que as circunstâncias da existência o fizeram, com a chance de moldar "apenas" seu caráter, sua maneira de interagir e de aproveitar as 24 horas do dia.

19/06/2012

CONTRADIÇÕES BEM HUMANAS

HÁ UMA QUESTÃO inerente ao debate de afirmação das pessoas com deficiência, que encerra em si algumas contradições: alguém pode defender que uma condição física, sensorial ou intelectual seja adotada voluntariamente? Alguém pode ficar exposto ao acometimento de uma perda que afetará o funcionamento do próprio corpo, da mente ou das habilidades por displicência ou por vontade própria?

Para exemplificar, é como pensar em cortar a própria perna para dizer que tudo bem usar uma prótese, deixar-se exposto a elementos que te levem à surdez porque se defende a causa de quem não escuta ou ainda não se vacinar contra alguma moléstia debilitante porque você nem liga para o que vier a acontecer e assume suas atitudes.

Pensar em botar-se numa situação incontrolável, cujas consequências podem ser bem mais graves que a imaginada, remete a um absurdo completo e pode expor o vivente à dor, à loucura total e até à morte.

Conhecer os efeitos de uma deficiência credencia tanto para a defesa de um modo de ser, de interagir e de estar vivo como também para a ciência de que ninguém precisa passar pela mesma experiência para entendê-la, respeitá-la e defender outras formas de estar no mundo.

Mas, caminhando um pouco mais profundamente nesse debate, há ainda desafios de entendimento em torno do pensamento

...

daqueles que optam, por exemplo, pela não adesão à tecnologia porque ela confrontaria a aceitação de um modo de ser e de se sentir feliz do jeito que se é.

Mais brasa? Imaginemos uma pessoa que carrega em si uma herança genética de uma síndrome rara e decide ter um filho de maneira natural, sem manipulação genética, porque, para ela, repassar sua essência, em todos os sentidos, é um direito e representa uma forma totalmente plena de dizer que abraça a multiplicidade humana.

Por outro ângulo, suponhamos que alguém sem nenhum indício de alteração em seus genes tome conhecimento que está gerando um embrião que guarda uma diferença marcante qualquer e opte, defenda e festeje a vinda do bebê com todas suas características peculiares.

A força da identidade da pessoa com deficiência emana da justa forma de compreender que há dilemas que podem provocar reflexões sobre essa condição, diferentemente de outras manifestações da diversidade como raça e gênero, que se afirmam em si mesmas.

Uma pessoa com autismo ou uma pessoa com síndrome de Down age, se manifesta e é do jeito que é, e a sociedade precisa urgentemente enfrentar o tal viés inconsciente de querer que esses grupos ajam como se não tivessem características que os fazem ser, agir, pensar e ver o mundo de maneira fora do senso comum, e está tudo bem!

Eu não preciso ser como um "andante", posso me considerar muito bem em minha forma cadeirante, mas não preciso achar que essa condição deva ser experimentada pelos outros, que os outros "sintam na pele" a minha maneira de atuar, de ser cidadão e ser feliz.

Em setembro, celebra-se uma série de datas que visam dar mais visibilidade a demandas de surdos, cegos, tetraplégicos, paralisados cerebrais e outras centenas de títulos que nomeiam diferenças da carcaça, da cachola e das sensações. Ganhamos todos ao aprofundar debates que ajudem a incluir mais o outro e suas tão humanas contradições.

14/09/21

QUANDO A VIDA DÁ CERTO?

PASSEI OS ÚLTIMOS dias revisitando nos pensamentos um pequeno desabafo feito nas redes sociais por uma pessoa amiga. Ela se lamentava por não ter uma resposta que consolasse ou motivasse a contento a jovem filha diante de um questionamento duro para qualquer pai driblar: "Você acha que eu vou dar certo na vida?".

Minha filha Biscoita tem ainda apenas 5 anos, mas me imaginei na situação de chegar a hora de tentar auxiliá-la com essa bucha que catuca a alma durante a trajetória de quase todo vivente.

Desde criança vamos sendo programados para buscar sucessos, para alcançar algo que sempre estará distante daquilo que já temos ou que podemos alcançar sem criar grandes angústias existenciais ou sem provocar dores profundas devido a um caminho acidentado, ora violento, ora inóspito.

Naturalmente, confunde-se o evoluir nos pensamentos, nos desejos, nas capacidades de aproveitar a existência com uma pressão por ter de fazer algo, de alcançar um lugar, de possuir coisas e de mantê-las.

A força do tal "sair da zona de conforto" nos leva a ficar incomodados com o sossego de uma rede aconchegante depois de uma bela feijoada, nos faz deixar de contemplar o momento porque é preciso se preparar melhor para o novo dia, nos induz a sentir insatisfação mesmo diante de um abraço claramente de amor.

Estou prestes a completar 46 anos. Vim com tanta ansiedade e com alguma gana até o momento de ser colunista da *Folha* – o que

•••

• • •

pode ser um "dar certo" razoável para um jornalista –, ter uma casa com varanda e viajar para Paris nas férias que, agora, fico com uma sensação de secura ao me lembrar da minha juventude, ao tentar resgatar fotografias não clicadas da minha jornada.

Quando se sai de uma realidade de pobreza, de limitações físicas diversas e severas devido a uma deficiência, de falta de um suporte de uma família mais ou menos organizada, o trem que nos sacode até os sonhos, até os desejos de uma vida melhor não tem muitas janelas e a gente não se permite parar em qualquer estação para simplesmente dar bom dia aos cachorros ali parados.

A necessidade básica, a angústia pelo não ter o que se avalia como fundamental e o desejo de ser aprovado – e mais uma série de outros fatores emocionais ou práticos – vão conduzindo de uma maneira legítima, mas pouco reconfortante, para uma busca que pode nunca ter fim e, mais, deixar poucas chances de referências do meio.

Quando conseguimos respirar com mais eficiência, quando temos mais instrumentos para mergulhar em nós mesmos e quando conseguimos nos libertar do que é padrão de felicidade e de méritos para receber palmas, talvez, seja menos aflitivo encarar as questões relativas à realização pessoal.

A vida pode dar certo quando a gente ouve um sim, mas também quando a gente, finalmente, entende que um não foi importante.

A vida pode dar certo quando a gente dá risada sozinho ao se lembrar de uma piada, quando se refresca numa bacia, quando samba, quando valsa, quando beija, quando rega uma planta, quando renasce tímido depois de morrer um pouquinho de desgosto, de raiva ou de desamor.

Dar certo na vida poderia deixar de ser um projeto mirabolante regado a plaquinhas de honra ao mérito e passar a ser um compartilhar de uma experiência simples como se emocionar com uma canção, vibrar com a companhia de um velho, consolar a dor de uma criança. Assim, muitos de nós poderíamos viver mais livres com nossos apontados erros.

14/10/2020

É PROIBIDO ENVELHECER

DONA MARIQUITA foi uma das minhas melhores amigas de infância. Na época, ela desfilava com 86 anos de pura sabedoria. Morava em Brasília, cidade onde fiquei por meses fazendo a reabilitação daquilo que a paralisia infantil deixou sobrar no corpo.

Tive muitas amizades com pessoas mais velhas ao longo da vida. Aprendi com elas um bocado de novas palavras e expressões, a jogar xadrez, a exercitar a paciência – lição que ainda reprovo, admito –, a curtir o silêncio, a pensar na morte da bezerra, o que é uma delícia.

Com dona Mariquita, tomei gosto por escrever cartas e, sobretudo, por firmar o pensamento que toda aquela reforma que eu padecia no hospital Sarah era para ter um futuro melhor, menos torto, mais confortável. Ela me passava uma segurança de que daria "tudo certo no final".

Atualmente, parece que estão proibindo as pessoas de envelhecer, de se manifestar como velhos, de agir como velhos. Sem falar que pouco se pensa e faz para um mundo com condições adequadas àqueles de "idade avançada", seja lá o que isso for.

Os idosos de hoje têm de dar selinho, têm de fazer maratona, têm de saber "mexer" no computador – oxalá não tenha de jogar o raio do Playstation – e estar sempre disposto, com "visage" jovial. Ser velho é coisa do passado. Tem de agitar.

Por esses dias, minha mãe mesma, que foi criada com o pé no barro, longe das modernidades e dos recursos que transformam

•••

...

qualquer pelanca em bumbum de neném, reclamava da pele muxibenta, da falta de equilíbrio, da chateação por estar perto dos 70.

A ciência ajudou, a realidade social mudou e, de fato, parece que o tempo está passando mais devagarinho. Há uma série de pilulinhas mágicas que podem recompor a boa saúde do "shape" e o dominó deixou de ser a única opção de lazer do povo mais vivido.

Acontece, porém, que a velhice existe, os limites biológicos existem. Por mais que se passe reboco, massa corrida na cara, o tempo traz a nova fase da vida, que pode, evidentemente, ser bem aproveitada, ter suas peculiaridades, seu charme. O que não dá para negar é que ser velho pode significar ter mais fragilidade física e, com isso, maior necessidade de sensibilidade a seu redor.

Fiquei comovido com os resgates dos idosos no Japão. Um trabalho lascado e delicado para dar aos mais vulneráveis, pelo menos na aparência, a chance de continuar vivendo, ensinando, cuidando dos netos, plantando horta, sendo executivo em empresas, ajudando a cuidar da família ou jogando conversa fora na praça, por que não?

Em uma das ações, os socorristas tiraram do meio dos escombros uma senhora de 80 anos junto com o neto. Agiram com cuidado respeitando os limites do corpo da "batchan", como ela merecia ser tratada, ainda mais após tamanho choque. Era mais um tesouro de sabedoria, de experiência que estava sendo salvo.

Por mais sarado, penteado e caramelado que seja o idoso, não dá para carregá-lo como um saco de batatas. É preciso pensar em cuidados diferentes, em condições diferentes de acesso, de prioridade, de serviços, de atenção. Aqui pelo Brasil, por enquanto, o "esquecimento" desses detalhes é flagrante. Querem mesmo é proibir o envelhecer.

29/03/2011

QUANTAS VIDAS VOCÊ JÁ TEVE?

TENTANDO ENTENDER um pouco da complexidade e da magnitude do famigerado e aclamado buraco negro, cujas imagens foram tão comemoradas semanas atrás, comecei a pensar em quantas vezes a vida da gente é engolida, transformada, jogada em outras dimensões, posta em novas direções.

E a maravilha da existência é tão perfeita que ilude a compreensão dos acontecimentos. É muito difícil perceber, sem que se pare e se firme o pensamento, que cada ser vivente tem em si um buraco negro que, ao longo da vida, suga diversas vezes tudo o que se acredita, leva para suas profundezas amores tão amados, desconecta de nossa cabeça pensamentos que eram tão sólidos.

Se estamos em uma constante evolução, também estamos num constante descarte de experiências, de sentimentos, de amargores e de esperanças. Essa força interna, inerente ao humano, pode ser traduzida, em livre interpretação dos desígnios, como vidas vividas, experimentadas. Por que não?

Sentimento bastante comum nos dias posteriores ao achado interplanetário foi um medinho de que, de uma hora para outra, a Terra fosse também sugada e tudo o que foi construído, toda a história desenhada, sumisse em meio à dúvida e a uma misteriosa escuridão. Ninguém seria poupado.

Analisando mais compassadamente, as desconstruções do que somos, o desvario da lógica do dia a dia é fundamental para seguir

•••

••●

adiante. Sem a possibilidade de ter "novas vidas" durante a vida, o mundo seria uma massa de zumbis insatisfeitos e tristes por terem perdido uma grande oportunidade de morar em Pasárgada ou por terem deixado escapar a chance de conhecer Adamantina.

A questão mais profunda desse debate é que pouca gente chora o suficiente, se comove o suficiente e entende o suficiente essas "mortes pontuais", que não são pela bala, pela doença perversa ou pela fatalidade, mas que são em si essenciais na dinâmica dos universos íntimos. Esse cada um por si machuca e atrasa o reflorescer, o reviver.

A gente morre de angústia, morre de arrependimento, morre de medo, morre de paixão, morre de raiva, morre de vergonha, morre em um trauma, morre com um diagnóstico, morre de fome, morre pela boca – pela nossa e pela dos outros –, e toda essa falência, na maior parte das vezes, escorre dentro de nós mesmos, abrindo novas janelas em antigas moradas ou em condomínios recém-erguidos.

Talvez os buracos negros, o cósmico e os internos, não passem de soluços da alma e do Universo para tentar deglutir o que foi criado desastrosamente, o que foi construído de maneira malsucedida para recomeçar no intuito de fazer melhor. É um pensamento.

Quanto mais se conhecerem – e se fotografarem – as características do Universo, mais o homem conseguirá dimensionar as possibilidades de viajar dentro de si mesmo, galgando, quem sabe, mais discernimento para enxergar o outro, para compreender seus lutos e para fazer melhor análise de suas mortes e de suas derrotas.

Da mesma maneira, é bom ter alguma ciência de quantas vidas se viveu, sem que necessariamente se tenha perdido a chance de emergir do buraco, para reavaliar a rota escolhida, para evoluir nos valores que se defende, para se agradecer ou se aborrecer e, sobretudo, para compreender e ensinar mais sobre a amplidão do viver.

Estou numa fase ligeiramente filosófica, mesmo as "humanas" estando tão em baixa e o pensar – principalmente sobre si mesmo – tão de lado. Em breve, volto à programação normal... quer dizer...

15/05/2019

A KONBINI DE CADA UM DE NÓS

UMA DAS MELHORES coisas que fiz neste ano encardido e virulento, além de me vacinar e defender a vacina, foi entrar para um clube de leitura. Sou um adicto de pluralidades e participar de uma roda onde cada "serumano" traz uma impressão diferente ou complementar de uma obra é um deleite.

O último livro analisado pelo grupo que participo, bastante misturado em formas de expressão e de levar a vida, foi *Querida Konbini*, de Sayaka Murata, que me mobilizou a escrever esta derradeira coluna de 2021.

Konbinis são pequenas, funcionais e iluminadas lojas de quinquilharias do Japão. Ali se podem encontrar comidas rápidas, soluções de urgência para casa e tralhas inúteis que adoramos. Lá na minha terra, chamariam de armazém da dona Severina, requintado com a dinâmica e o jeito oriental de fazer certas coisas.

A narrativa se passa em torno de Keiko, uma mulher que dedica toda sua vida adulta a trabalhar em uma Konbini com tamanha devoção que se sente, em alguns momentos, como um dos produtos dispostos na prateleira, como uma peça da engrenagem dos *freezers*, como uma frase de efeito dedicada aos clientes.

O conforto da protagonista em fazer sempre a mesma coisa reside em dois pilares: agindo mecanicamente, fazendo o que é preciso fazer, pensando como manada, imagina ela não abrir brechas

• • •

● ● ●

para ter sua conduta questionada. É só seguir o manual do viver esperado pelos outros ou o manual de boas práticas da loja.

A outra vertente que sustenta a permanência de Keiko na Konbini, algo bastante inusitado, pois o trabalho costuma ser temporário, é a segurança por trás de fazer tudo sempre igual. A ilusão de quentinho no coração de pertencer a algo que nos padroniza, supostamente nos faz ser iguais e não dar o que falar.

Nossos modelos de comportamento e de pensamentos, nossas maneiras de cumprir com nossas obrigações no trabalho – sem prazer –, na família – sem laços –, nos relacionamentos – sem comprometimento –, nos colocam a todos dentro de konbinis.

"O padrão do mundo é compulsório e os corpos estranhos são eliminados sem alarde. Os seres humanos fora do padrão acabam sendo retificados", diz trecho do livro.

Somos vigilantes incansáveis de quem não acende seus letreiros luminosos e, incrivelmente, também somos críticos àqueles que se limitam a apertar o interruptor. Uma contradição também padronizada. Adoramos a tal zona de conforto, mas somos infernizados por ficar nela. Amor para compreender o outro? Bobagem.

A genialidade da narrativa também tem espaço na exploração da hipocrisia. Está contemplada nas entrelinhas no livro a mentalidade do inconformismo com nosso jeito konbini de viver, mas devidamente adornada como algo limitado ao pensamento, pois as práticas são sempre controversas, conduzidas pelo preconceito, pelo lugar-comum, pelo julgamento.

Como um inquieto em busca de mais palcos de manifestações dos valores do diverso, percebo quanto são reais na atualidade os conflitos entre querer buscar maneiras de exercer a pluralidade, de romper com mentalidades preestabelecidas e, ao mesmo tempo, manter, no fundo, tudo igual.

Ainda temos na boca um sabor de dúvida do porvir e suas surpresas, ainda nos recuperamos de um tempo que nos colocou diante de sofrimentos por não podermos voltar integralmente a nossas konbinis. O bom é que as portas dessas lojinhas estão abertas 24 horas. Entrar, ficar ou sair é decisão sempre possível.

22/12/2021

VIVER COM FÉ

FIQUEI DESOLADO quando o escapulário dado pela minha mãe havia dois anos escorreu do mármore da pia diretamente para o ralo. Não que eu o considerasse um instrumento poderoso de sorte ou de proteção, mas ali residia um pensamento constante de fé.

Tentei recuperar o símbolo de todas as formas. Dava para ver um pedacinho de Nossa Senhora, com o Menino Jesus no colo, no meio daquela escuridão do cano que sabe Deus onde descambaria. Em vão. Foi para o além de meus olhos, dedos e pescoço.

Fiquei triste. Mamãe calou-se após conhecer detalhes do ocorrido, mas antes soltou aquele "Ahhhhh, filho" que me deixou com o sagrado coração apertadíssimo. O detalhe é que, naquele dia, eu iria visitar o Vaticano. Estava em viagem à Itália.

Por onde olho, atualmente, noto que faltam escapulários, fitinhas do Bonfim, guias. Faltam pensamentos e atitudes que remetam ao ambiente, às pessoas, às atitudes, a elementos ligados ao amor ao próximo, à paixão pela construção de virtudes e de uma sociedade mais fraterna.

Como me disse um motorista aqui do jornal, o Benê: "Não importa se seja pelo candomblé, pela Seicho-No-Ie, pela Igreja Católica, pelo espiritismo, as pessoas precisam agir mais, pensar mais positivo para melhorar o lugar onde vivem. Não dá para ser cada um por si em torno da sua religião".

O foco está direcionado demais aos resultados, ao melhor desempenho no trabalho, ao que fazer com o 13º salário. Junte-se a isso

•••

•••

o trânsito do cão das grandes cidades, as dívidas do cartão de crédito e a violência. Pronto, acabou o espaço para pensar na fé.

Não quero provocar a fúria daqueles que não botam fé em valores imateriais como crer em uma força intangível, mas, para mim, muitas e muitas dores, dissabores, injustiças, desigualdades, preconceitos e outras desgraceiras só sucumbem a partir do momento em que se acredita.

Não é à toa que tenho devotado um pouco do meu tempo de descanso para apreciar o *Viver com Fé*, um programa de TV que, estrelado pela atriz Cissa Guimarães, vai entrar em sua segunda temporada pelo canal pago GNT. Um bálsamo.

Com uma fórmula bem simples, gente desabrochando seus testemunhos do poder da fé, independentemente da sigla que se professa, o programa é inspirador para motivar reflexão em torno do espaço exaustivo que se costuma doar ultimamente para demandas que nem é preciso ir muito a fundo para caracterizar como pífias.

Enquanto uns agem com brutalidade com quem erra, há outros pacientemente agradecendo pela oportunidade de voltar a jogar; ao passo que enquanto uns se enervam pelo negócio perdido, pessoas sorriem grande por ganhar novas oportunidades.

Viver com fé ajuda a incentivar as crianças a gostar mais do arco-íris e a ter menos medo de tempestades. E crianças são as construtoras do sonhado e tão surrado "mundo melhor".

Na semana passada, chegou lá em casa um pacote embrulhado em papel pardo cuja remetente era "minha santa". Dentro, afora muitos papéis amassados, um novo escapulário. Mamãe não mandou nenhum recado, nem colocou cartão. Mas é certo que não precisava. Ela botou ali a fé de que eu entenderia sua mensagem.

06/11/2012

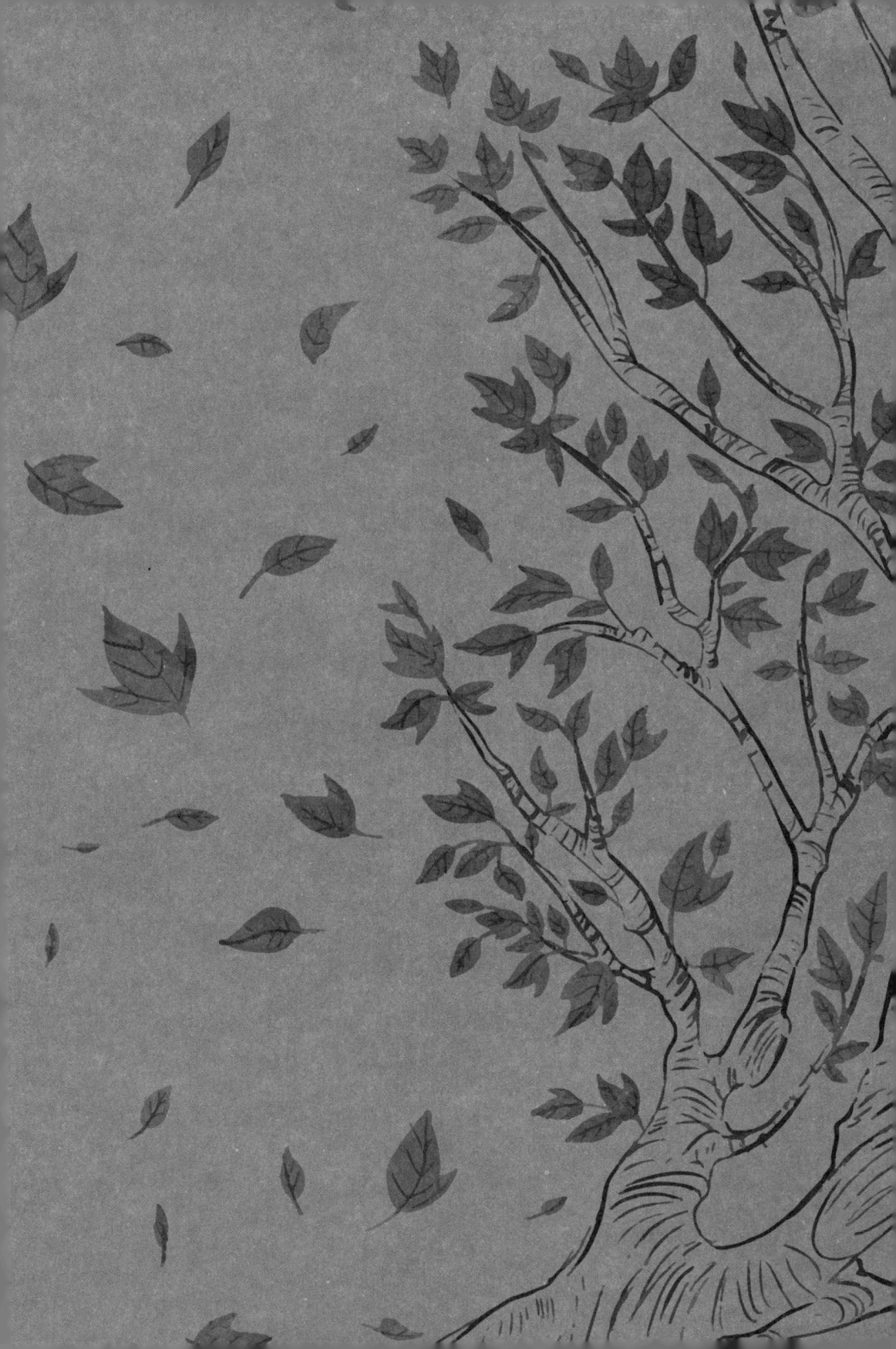

"Nada é impossível de mudar
Desconfiai do mais trivial,
na aparência singelo.
E examinai, sobretudo, o que parece habitual.
Suplicamos expressamente:
não aceiteis o que é de hábito
como coisa natural,
pois em tempo de desordem sangrenta,
de confusão organizada,
de arbitrariedade consciente,
de humanidade desumanizada,
nada deve parecer natural,
nada deve parecer impossível de mudar."

BERTOLT BRECHT

Este livro foi impresso na gráfica Impress, em outubro de 2022.